免疫力アップ！

呼吸にまつわるふか〜い話

息《そく》育《いく》のすすめ

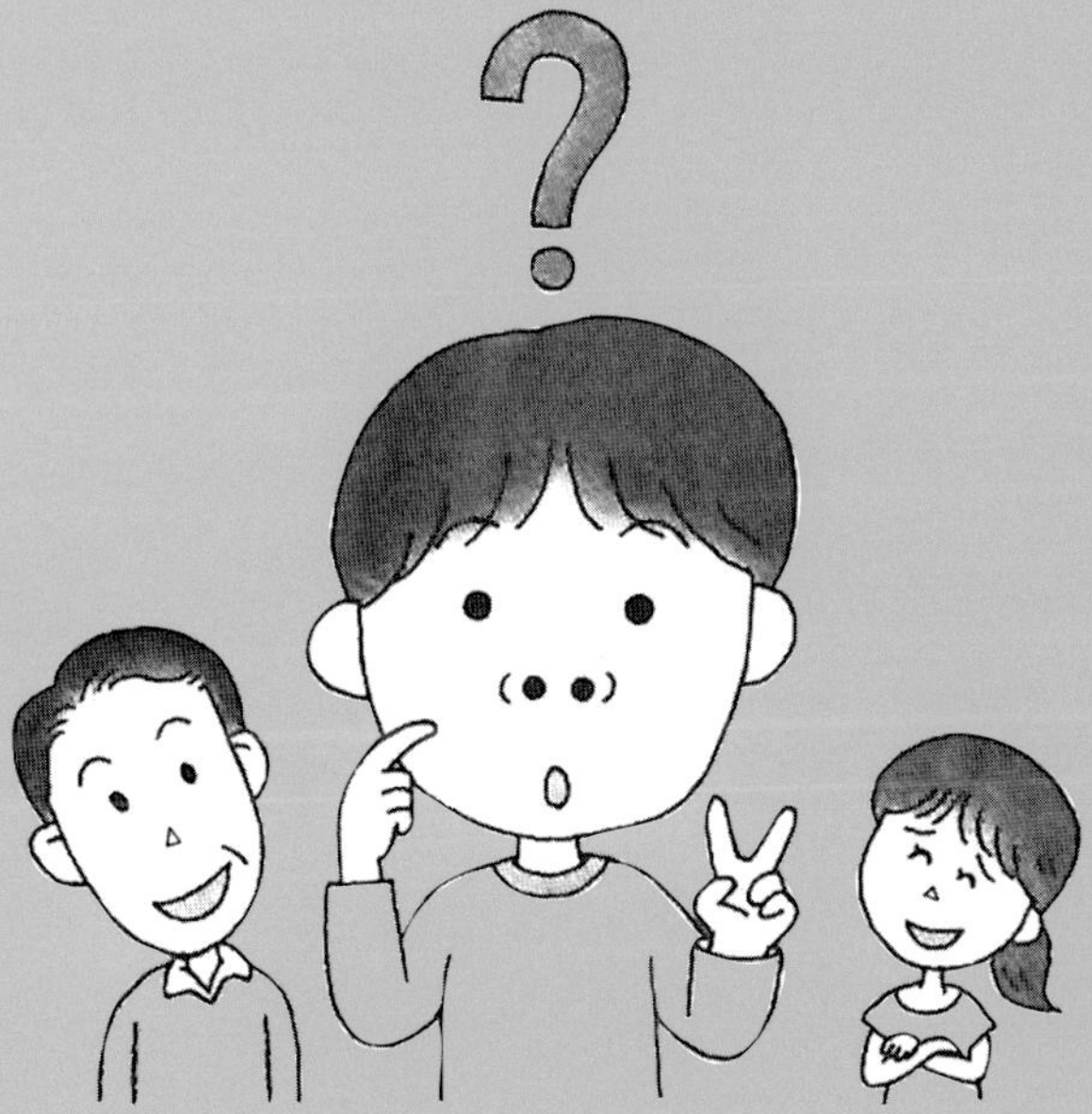

内科医 みらいクリニック院長

今井一彰［著］

不知火書房

この本《ほん》を読《よ》まれる人《ひと》へ

こども

ごはんを鼻《はな》から食べたことがありますか? うどんを鼻から出す人はいるかも知れませんが、カレーやハンバーグを鼻から食べることができますか? ラーメンのスープを鼻からすすれますか? 考えただけでも痛そうですね。

順番《じゅんばん》も大切です。「どうせうんちになって出てくるんだから、お尻《しり》で食べてもいっしょだよ」なんて言う人はいませんね。

そう、私たちの体はきちんと使わなければなりません。口は食べるため、鼻は息《いき》するため。これが生きていくための正しい体の使い方です。口で息することは鼻でごはんを食べるのと同じで、間違《まちが》った体の使い方なのですね。

運動するとき、歌うとき、しゃべるとき、笛《ふえ》を吹《ふ》くとき、ろうそくを吹き消すとき…いろんな場面《ばめん》で口を使って息をすることがあると思います。でも、それ以外《いがい》のときは、しっかりと口をとじて、鼻で呼吸するようにしましょう。そして、もしまわりに口をぽかんと開《あ》けている友だちがいたら、「口はとじた方が元気になるよ」と教えてあげてください。

病気にかからない元気な体を作るために、学校を休まずみんなと一緒《いっしょ》に遊べるように、正しい呼吸のしかたが身につくようになる口の体操「あいうべ体操」をやっていきましょう。

おとな

この「免疫力アップ! 呼吸にまつわるふか〜い話」は、週刊で発行されている「商工新聞」紙上で２０１４年４月から同年12月まで32回にわたって連載した話をもとにしたものです。連載のお話をいただいたときにすぐ、「呼吸の大切さを伝えられるものにしたい。そして、子どもが読んでもわかる表現にしたい」と決めました。

というのは、小学校で児童向けに話をすると、周りで聞いておられた先生方、職員の方々が「呼吸について、とてもよく理解できた」と、子どもたち以上に喜んでくださる姿を何回も見てきたからです。

子どもにわかるということは、大人にもきちんと理解できる内容となっていること。子どもにも大人にも「口呼吸」と「鼻呼吸」の違いについて知ってもらえたら、と思っています。

口腔筋《こうくうきん》を鍛えて、舌を正常な位置に保持し、正しい鼻呼吸で生活することで、よりよい体作りや健康に役立てること。これが息《そく》育《いく》です。

息育の第一歩はとても簡単、まず口を閉じることです。そう鼻呼吸!

みなさんの元気生活を「息育」から始めてみませんか。

［もくじ］

免疫力アップ！

呼吸にまつわる ふか〜い話

——息育《そくいく》のすすめ

●免疫力アップ！呼吸にまつわるふか〜い話

1 生きるって、どういうこと？

食べる、寝る、遊ぶ、そして…

これから始まる家族の物語、はじめに登場人物を紹介します。

まず、ちょっとおっちょこちょいだけど友達思いのたっくん（小学一年生）、しっかり者のお姉ちゃんのひーちゃん（小学六年生）、そして内科のお医者さんのパパさん。

パパさんは、薬にあまり頼らずに病気を治療していくという、ちょっと変わったお医者さん。たっくんがパパさんに、よく学校を休む友達を何とかしてあげたいと、元気になる秘訣を聞いています。

自分の体のことを知ろう

「ねえパパ、またヒロくん学校《がっこう》休《やす》んだんだよ。一年生《いちねんせい》になったばっかりだっていうのに、かわいそうだね」

「ヒロくんはどこか悪《わる》いのかい」

「よくカゼを引《ひ》くんだって。ゼンソクも治療《ちりょう》してるって言ってたよ。だからあまり外で遊《あそ》べないんだ」

「そりゃ、かわいそうだね。たっくんも一緒《いっしょ》に遊びたいだろう？」

「うん」

「じゃあ、パパがカゼを引かなくなる秘訣《ひけつ》を教《おし》えてあげよう。そして、ゼンソクが自然《しぜん》と治《なお》っていく方法《ほうほう》も」

「じゃあ、ヒロくんは休まなくてもよくなる？」

「もちろんさ、そうやってパパはたくさんの患者《かんじゃ》さんを治しているからね」

「難《むずか》しいこと？」

「難しくはないさ。でもそのためには自分の体のことを知らないとね」

ある日曜日の午後、パパさんちの居間でこんな会話が始まりました。風邪などのウイルス感染症でのダメージは、家庭にも学校にも企業にも大きいですね。それを少なくできれば、みんな幸せに暮らすことができます。

健康というものは、意識していないときが一番幸せです。失ってみてはじめて気がつく大切なものの代表かもしれません。

病気にならない体づくりをめざして、これから私たちが生きていく上で一番重要な呼吸について、パパさん家族と一緒に学んでいきます。

呼吸は24時間欠かせない

「じゃあ、たっくん。生《い》きているってどういうことだろうね」

「う〜ん。ご飯《はん》を食べる、寝《ね》る、遊ぶ、おしっこ」
「おっ、いいね。そういうこと。僕《ぼく》ら人間も生き物だからね。
でも、ご飯はなぜ食べるんだろう」
「おなかがすくから？」

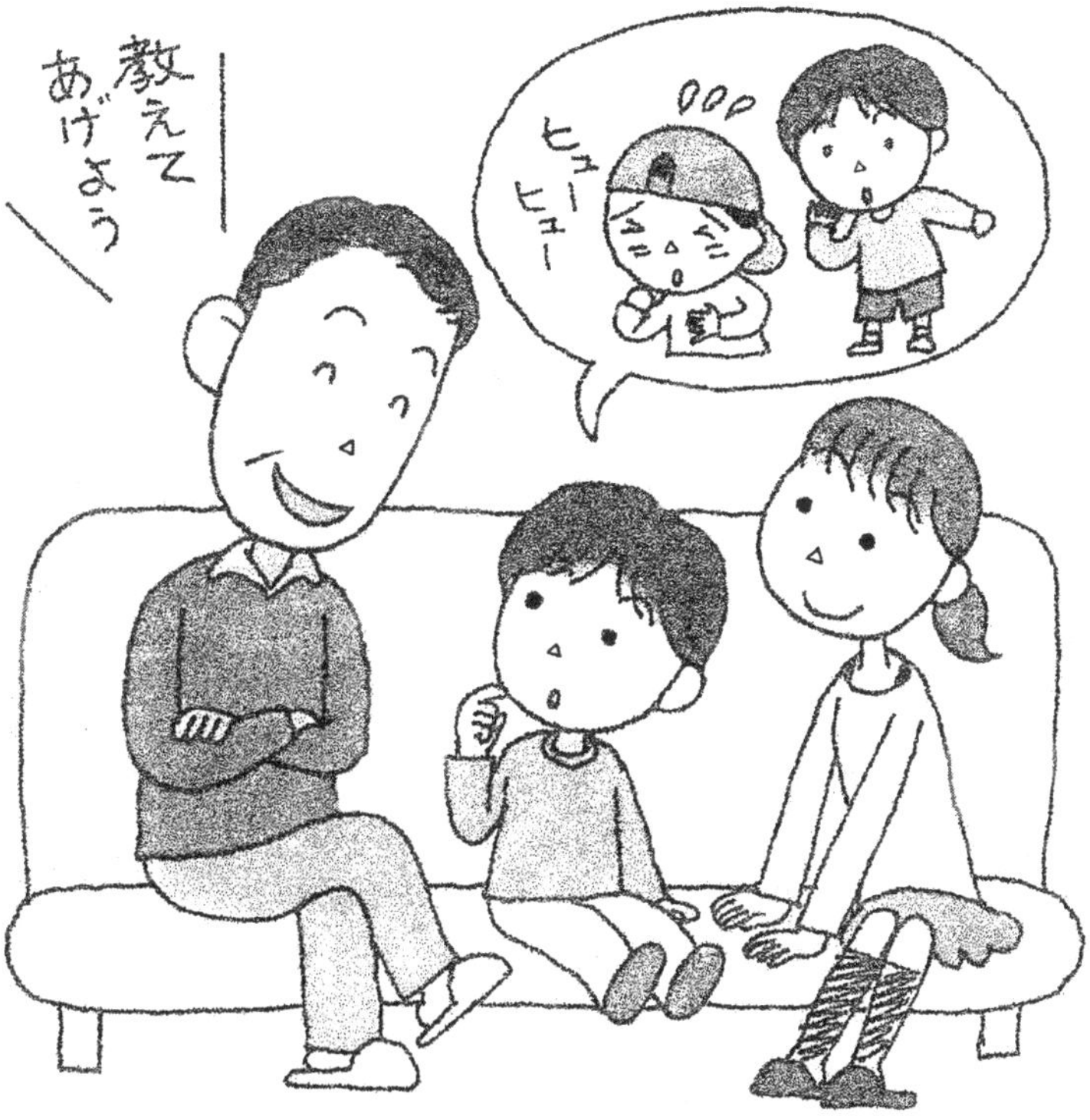

【この話の登場人物】たっくん…友達思いの小学一年生。ひーちゃん…しっかり者のお姉ちゃん。小学六年生。パパさん…内科のお医者さん。

「そうだね、おなかがすくね。どうしておなかがすくんだろうね」
「動《うご》くから」
「じゃあ、動かなかったらおなかがすかないかい。たとえば、寝てるだけだと何日でも大丈夫《だいじょうぶ》かな？」
「寝てもおなかがすく。朝はおなかが減《へ》って目が覚《さ》めるもん」
「動かなくてもおなかがすくんだね。生きることは、ご飯を食べることと一緒《いっしょ》の意味かもしれないね」

なぜ食べるのかと尋ねられて、なんと答えますか？ 私たちが生きていくためにはエネルギーが必要です。エネルギーは外から取り込む必要があります。それが食事です。エネルギーだけでなく、体をつくる骨や筋肉も食事を通して外から取ります。

では、エネルギーはそれだけで十分でしょうか。食事以外に、私たちが外から取り込まなければならないものはなんでしょうか。

生命活動を維持していくために一番大切なものが酸素と水分、これらはエネルギーを生み出しませんが、私たちの命には必須です。骨の発育のための紫外線も重要です。さらに腸内細菌や皮膚の常在菌も、相利共生の相手として、無菌状態の胎内から外界に出た後に獲得するものです。

これらが私たちの体をつくり上げていることを考えると、どんなものを取り入れていくことが大切であるかは明らかです。

ここで見逃されやすいのが、酸素です。私たちが命を長らえるためには酸素の摂取、つまり24時間絶え間のない呼吸をすることが大切なのです。

これからこの本では、できるだけ薬に頼らない体をつくっていくために、呼吸に焦点を当てて物語が進んでいきます。

●免疫力アップ！呼吸にまつわるふか〜い話

2 空気は酸素が入った食事

息は何をしているの？

学校を休みがちな友達を心配して、内科医のお父さんに「元気に登校する方法」を教えてもらっているたっくん。

「たっくんは、ご飯《はん》だけで生《い》きていける？」

「おやつもないと大変《たいへん》」

「おやつもいるねえ。口《くち》から入《はい》るものだけで十分足《じゅうぶんた》りるかな？」

「うん、大丈夫《だいじょうぶ》だと思う」

「息《いき》は何《なに》をしているの？」

「空気《くうき》を吸《す》ってるの〜」

「空気は何をしてるの？」

「空気は、空気」

「空気を吸うのを止《と》めると苦《くる》しいね。じゃあ、どうして苦しいんだろうね」

「吸えないから」

細胞の栄養として

私たちの生命維持に大切なもう一つのエネルギー＝酸素は、空気から取り込んでいます。私たちが吸い込む空気中には、21％の酸素と78％の窒素、そして二酸化炭素やアルゴン、オゾン、メタン、フロンといった微量なガスも含まれています。

肺から吐き出す空気中の酸素は16％に低下していて、逆に二酸化炭素が増えています。これが呼吸です。

私たちは無意識のうちに、見えない空気を酸素の入った〝食事〟として体に取り込んでいるんですね。食事は、口から取り込んで、便や尿として排せつしますが、呼吸は酸素を取り込んで、二酸化炭素として排出します。1回の呼吸で、摂取と排出の両方が行われているのです。

「空気の中には、酸素《さんそ》が入っていて、これが体《からだ》の細胞《さいぼう》の栄養《えいよう》となっているんだ」

「空気の中に酸素があるんだね」

「そう、その酸素がないと、僕《ぼく》らは生きていけない。食事《しょくじ》は、半日《はんにち》くらいは我慢《がまん》できるだろう？　でも呼吸《こきゅう》は1分《ぷん》も我慢できないよ」

「プールでもちょっとしか顔《かお》をつけられないもん、苦しくなってすぐ顔を上げちゃう」

「そうだね、酸素は大事《だいじ》だね。脳《のう》は酸素が5分間《ふんかん》いかなかったら壊《こわ》れてしまうくらいなんだ。体にとって酸素は何よりも大切《たいせつ》だよ」

「食事のことは学校《がっこう》で習《なら》うし、給食《きゅうしょく》のときはよく噛《か》みましょ

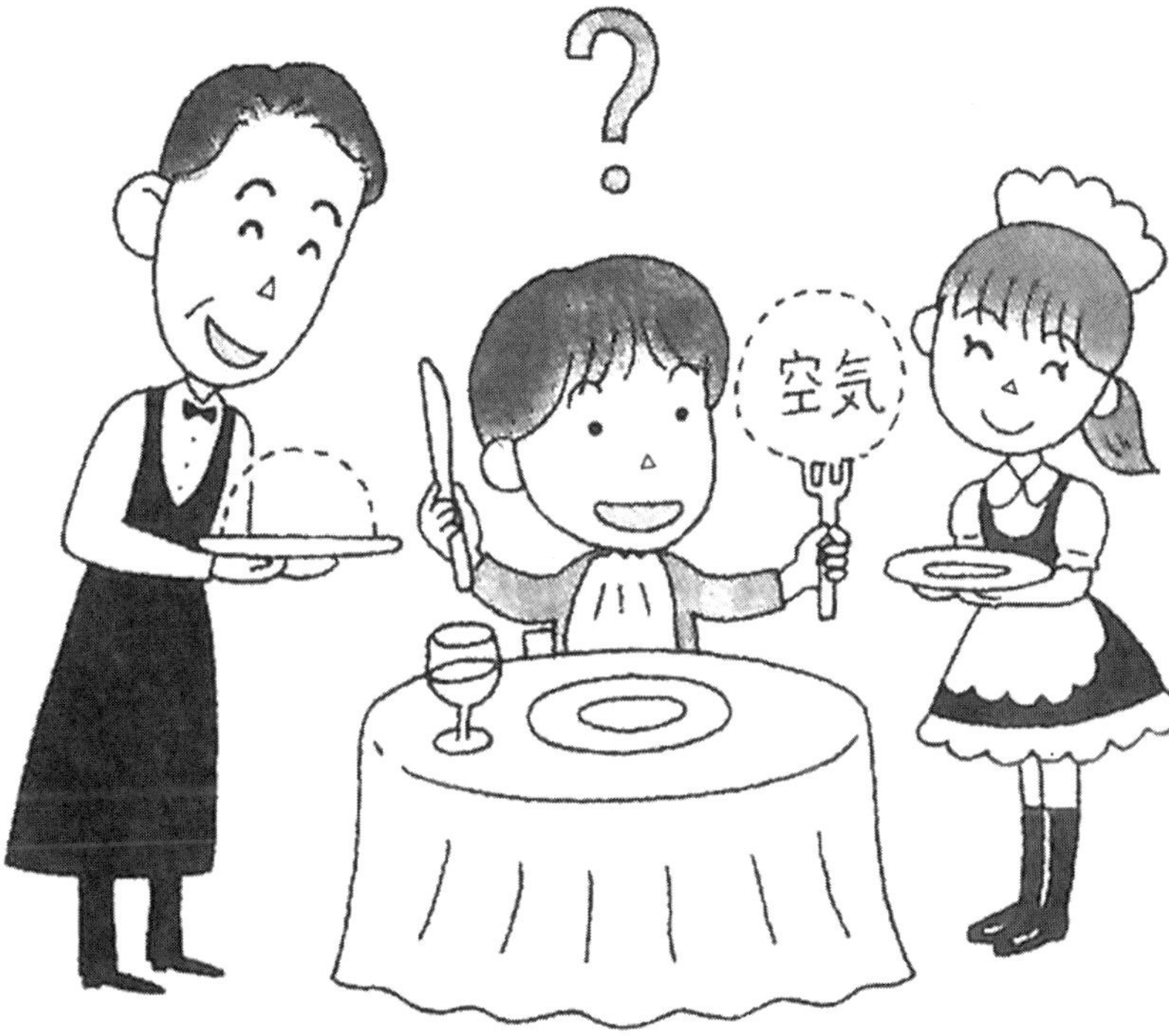

うとか、好《す》き嫌《きら》いせず食《た》べましょうって言《い》われるけど、空気のことは言われたことがないよ」
「まだまだ酸素や空気の取《と》り込み方《かた》について知《し》っている人は少《すく》ないからね。たっくんは一年生でいちばんはじめに知る人だ」
「えへん。こんどみんなに自慢《じまん》しよ」

不変のはずの呼吸法に変化が

食育への関心の高まりから、食事や食材に関する情報はたくさん入ってくるようになりました。食材は、住む地域や年齢によって違っています。また、歴史をさかのぼると、わずか１００年前の食事内容と現在とでは大きく変わっています。

これが、１０００年前とだと、どうでしょう。食器や食べ方なども含めて想像もつかないほどです。

一方で、呼吸となるとあまり意識がいかない場合がほとんどです。空気以上に「空気のような存在」はありませんからね。

私たちは普段ほとんど意識することなく呼吸をしています。寝ているときも起きているときも、意識しても意識しなくても、24時間つねに呼吸をしています。

ところで、食物を咀嚼《そしゃく》するときは自分の顎《あご》を意識的に動かす必要があります。食事内容によっては咀嚼回数も変わります。素材が大きいもの、硬いものでは回数が増えますし、軟《やわ》らか食では減ります。

しかし呼吸は、１００年前、１０００年前、１万年前の人類も今と同じ空気で呼吸していたはずですし、呼吸回数も変わらないはずですから、人類の呼吸法は不変のはずです。ところが、この呼吸法が変わってきていることが大きな問題となってくるのです。

3 どこで息を吸うの？

1日2万回、体 まず肺に空気が

一口に呼吸といっても、人の場合は大きく外呼吸と内呼吸に分かれます。外呼吸は、体の外から酸素を取り込み、二酸化炭素を排出すること。一方、内呼吸は、それを細胞レベルで行うことです。

内呼吸の場合の酸素のやりとりは、体の中で行われます。酸素が豊富に含まれる動脈血を体のすみずみまで行き渡らせ、細胞に酸素を引き渡し、代わりに二酸化炭素を運ぶ静脈血が肺に回り、体外へと排出されていきます。

外呼吸と内呼吸は互いに結び付いて命を維持しています。呼吸といえば、普通は外呼吸のことをいいますが、私たちにしてみれば当たり前の肺呼吸も、魚類や昆虫、は虫類など生物種が変わればその呼吸の仕方もさまざまに変わります。

生物種で違う呼吸法

「どんな動物《どうぶつ》でも、酸素《さんそ》が必要《ひつよう》なんだね。僕《ぼく》らは肺《はい》で呼吸《こきゅう》するんだ。息《いき》を吸《す》って、吐《は》いてみると、胸《むね》のあたりが大きく動《うご》くのが分《わ》かるだろう？」

「ス〜ハ〜。そうだね、動くね。空気《くうき》は見えないけど、胸の動きで呼吸が分かるね」

「肺に空気を入れたり出したりしているのは横隔膜《おうかくまく》という筋肉《きんにく》なんだよ。胸とおなかを分けている筋肉で、これが動くんだ。じゃあ、魚《さかな》はどうやって呼吸しているだろう？」

「魚はエラ呼吸でしょう」

「そうそう、エラ呼吸。じゃあ、昆虫《こんちゅう》は？」

「昆虫は…分からない。小さいから呼吸しない」

「人間などのほ乳類《にゅうるい》や鳥《とり》などの体温《たいおん》を一定《いってい》に保《たも》つことのできる動物のことを恒温《こうおん》動物というんだけど、恒温動物は呼吸をたくさんする必要《ひつよう》があるんだ。一方《いっぽう》、トカゲなどのは虫類《ちゅうるい》や昆虫などの変温《へんおん》動物は酸素をたくさん使《つか》わなくてもいいようにできている。だから呼吸は少なくていいけど、まったく息をしないわけにいかないよね」

「むずかしいねえ」

「昆虫の写真《しゃしん》を本で見てみようか。ほら、ここに穴《あな》があいているだろう」

「ほんとだ。体の横《よこ》に穴があいてる。気《き》がつかなかった」

「ここが昆虫の空気穴さ。気門《きもん》というんだ。ここで呼吸をしているんだね」

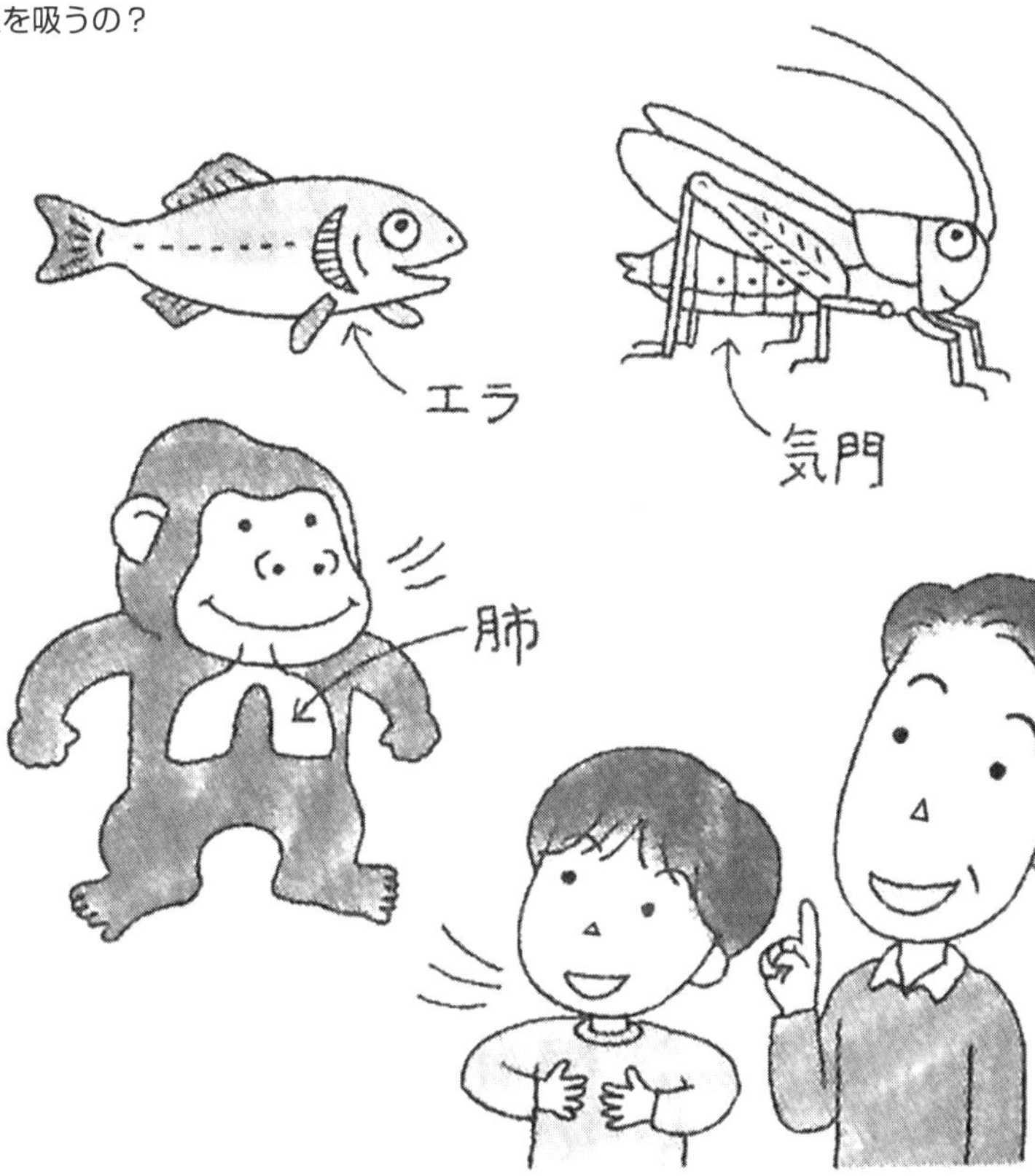

生物は、いろいろな戦略で体の中にエネルギーを取り込みます。動物の歯の形は、食べるものによって変わります。たとえば草食動物は、草をよくすりつぶして食べるために臼状《うすじょう》の歯が並んでいます。肉食動物は、肉を噛みちぎるためにナイフのようにとがった歯が並んでいます。歯を見れば、その動物が何を食べているかが分かると言われるわけです。

呼吸法にも、その動物の住む場所や体の大きさ、酸素消費量などによって、いろいろなやり方があります。

一日に浴槽40杯分の空気

現代の人類の呼吸は、1分間に12～15回、1回の換気量が500㍉㍑程度です。一日にすると実に2万回以上、1万㍑以上の空気が体を出入りしています。家庭用の250㍑の浴槽で約40杯分、重さでだと12㌔㌘程度になり、一日の食事摂取量の約10倍です。

これは安静時の場合ですから、激しい運動をするともっと大量の空気を取り込まなければなりません。人の呼吸器は、これらの仕事を24時間休むことなく続けているのです。

食事であれば、一日3食、それ以外の時は臓器を休めることができますが、呼吸器はそうはいきません。常にフル稼働です。

考えてみてください。呼吸器はちりやカビ、ウイルスなどが混じっている空気を、1回にペットボトル1本分、一日に2万本濾《ろ》過《か》しているわけです。少しでも呼吸器の負担を少なくするために、清浄な空気を取り入れることは大切だと思いませんか。

ちなみに、人間は肺を使う肺呼吸です。よく、金粉を塗ると皮膚呼吸ができないから死んでしまうといいますが、人間は皮膚呼吸はしませんからそんなことはありません。

4

呼吸器は、どこからどこまで？

二股ストローと二個の風船

呼吸は呼吸器で行われます。では、呼吸器とは体のどの部分のことを言うのでしょうか。

人の呼吸器は、少し太めのストローが二股《ふたまた》に分かれ、その先に風船が付いたような形になっています。

太めのストローが、体外からの空気が出入りする口や鼻やのどに当たります。そして、このストローが二股に分かれた部分が気管支、その先に付いた2個の風船が肺に当たります。

ですから、鼻も口も呼吸器の一部です。

「たっくん、昆虫《こんちゅう》は気門《きもん》から空気《くうき》が出入《ではい》りするけれど、僕《ぼく》たちはどうかな」

「鼻《はな》と口じゃないの？」

「そうだね。鼻や口から空気が出入りするね。口は食べものも入《はい》っていくから命《いのち》の入《い》り口ってわけだ」

「なくなると大変《たいへん》なんだね。お姉《ねえ》ちゃん、もし鼻がなくなったらどうしようか」

「大丈夫《だいじょうぶ》だよ。口から息《いき》をすればいいんだから」

「あっ、そっか。パパ、そう考《かんが》えると、口はとても大切《たいせつ》だね」

「そうだよ。そうなると口は、一日中働《はたら》き続《つづ》けておかないといけないから大変だけどね」

生きるとは〝息る〟こと

ここでは、鼻から入った空気の流れを見ていきましょう。二つの鼻の穴（外鼻孔《がいびこう》）から入った空気は、その左右を分ける鼻中隔《びちゅうかく》という軟骨組織や副鼻腔《ふくびくう》で温められて加湿され、濾過《ろか》されて鼻の奥でまた一つの流れになります。喉の天井部分（上咽頭）にぶつかった空気は、急激に方向転換させられます。そして、口蓋垂《こうがいすい》（のどちんこ）の部分からさらに体の奥へと流れていきます。

この空気が、口腔から入った食物や空気と出会うところを内鼻《ないび》孔《こう》と言います。内鼻孔から、喉そして気管から肺へとつながっていくのが呼吸器です。

赤ちゃんが産声を上げるのは、それまでのヘソの緒からの酸素供給が肺呼吸に移り変わるサインです。つまり、私たちがこの世に生を受けるのは何よりも先に息をすることなのです。その意味では、呼吸は食事よりも大切です。まさに、生きるとは〝息る〟ことなのです。

私たちは、息を引き取って生を終えます。もう生きないのは〝息ない〟ことなのです。

それほどまでに呼吸は重要な出来事であるにもかかわらず、私たちはどれが良い呼吸で、どれが悪い呼吸なのか知りません。ま

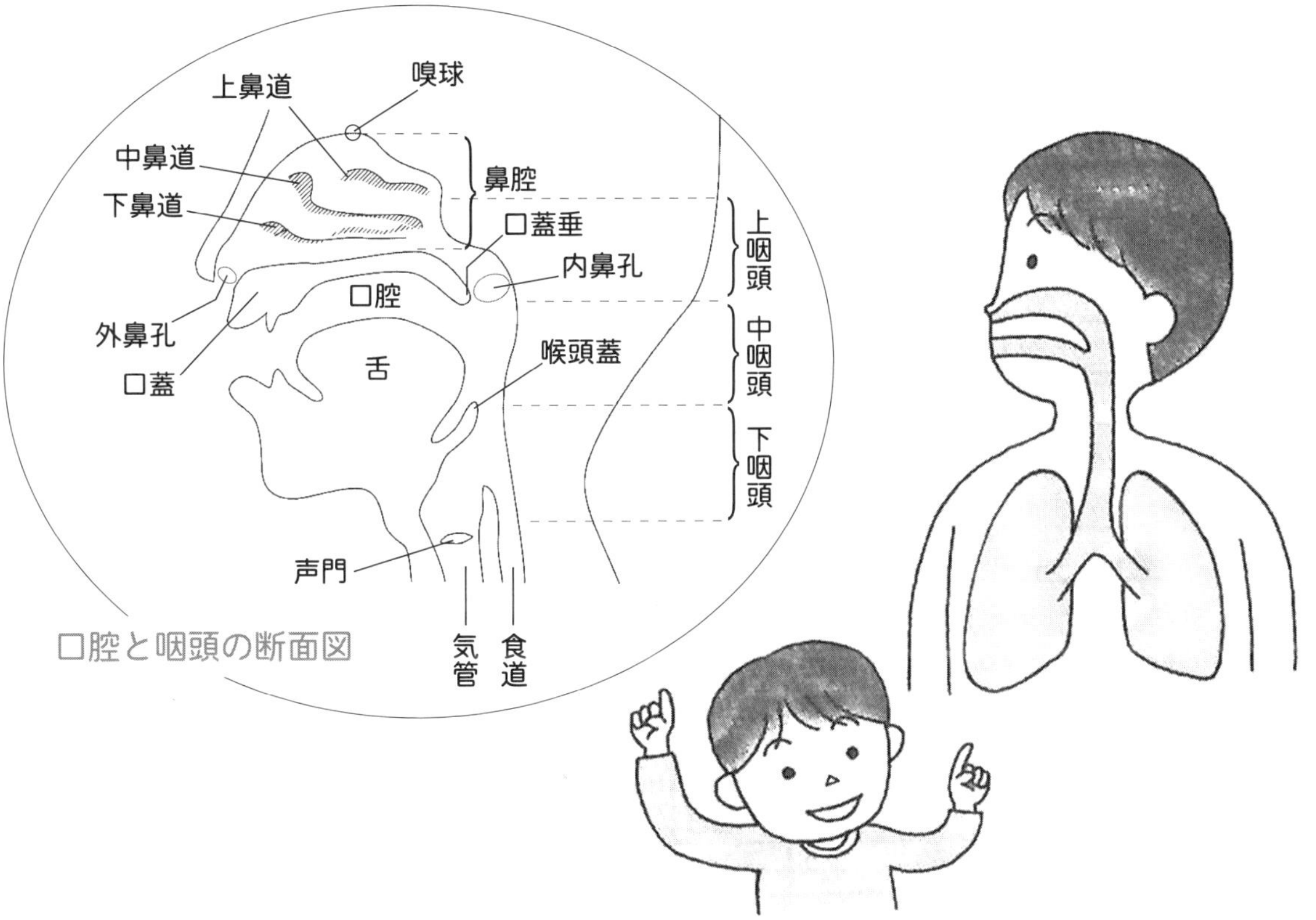

た、どうすればよく呼吸できるか、教えられたことは少ないと思います。

鼻にはさまざまな工夫が

鼻から入った空気は風船状になった肺のすみずみにまで行き渡り、そこで血液に酸素が取り込まれます。反対に、肺では体じゅうから集められた余分な二酸化炭素が排出されます。

肺から出てきた空気は元来た経路を通って体の外へ吐き出されますが、最後に鼻の部分を通るときには往きとは別の道を通るのです。

どういうことかというと、吸気時には空気は鼻の中でも中鼻道という部分での流れが最大になります。これは鼻腔を上中下の三つに区切った真ん中になります（上鼻道には、においをかぐ嗅球が存在します）。ところが呼気時には、空気は下鼻道（鼻腔の下の方）を通って体外に排出されます。

鼻の穴は同じでも、その途中の通り道は往きと帰りとでは違っているのです。これにはさまざまな理由がありますが、人体のメカニズムの不思議ですね。

さらに、鼻には外気を体内に取り込むときにちょうど良い状態にするためのさまざまな工夫が備わっています。たとえば、外気温がマイナス10度のときでも、空気は15センチも鼻の奥に進むと、ほぼ体温と同じくらいにまで一瞬で温められます。これが口からの取り込みだと、そこまで温めることができずに、冷たい空気が気管に触れることになり、気管上皮が傷ついたり、気管支ぜんそくの発作の引き金となったりします。

5 鼻と口、本当の空気の入り口は？

赤ちゃんは、おっぱい飲んで鼻で息

ヒトは、口でも鼻でも呼吸ができるようになっています。これは、ほ乳類の中ではとても珍しいことなのです。

生まれたばかりの赤ちゃんは鼻でしか息をすることができません。鼻づまりがあると窒息してしまいます。ですから、赤ちゃんの鼻づまりはすぐに取り除かないと命に関わる場合があります。

「そういえば、ひーちゃん、この前《まえ》、いとこのリンくんがおっぱいを飲《の》んでいるのを見《み》ただろう」

「かわいかった。寝《ね》てたねえ」

「寝ながらでもおっぱいをくわえていただろう。赤《あか》ちゃんは、ごくごくとおっぱいを飲みながらでも息《いき》ができるんだ。たっくんはどうだろうね」

「おっぱいはもう飲まなくていいね」

「そりゃそうだ。じゃあ牛乳《ぎゅうにゅう》を飲みながら息ができるかな」

「それは無理《むり》」

「どうして」

「牛乳が肺《はい》に入《はい》って苦《くる》しいから」

大人と違う体の構造

赤ちゃんの体と私たちの体は、大きく異なっています。乳児の喉の位置は、鼻のすぐ奥の方にあります。私たち大人の喉の位置は、首の所にあります。男性の喉仏《のどぼとけ》を甲状軟骨といいますが、あの部位が喉になります。乳児の喉とはまったく違っています。

赤ちゃんにはできず、大人になるとできることに、発声や発語があります。私たちは、喉の位置が足の方に下がることによって、喉に音を響かせる場所をつくり、言葉をしゃべります。乳児は、泣くことはあっても言葉をしゃべることはできません。これは知能や訓練の問題ではなく、体の構造の問題なのです。

でも赤ちゃんは、おっぱいを飲みながら、息継ぎもせず、同時に呼吸するという離れ業をこともなげに行えます。私たち人間以外のほ乳類は、食物の飲み込み（嚥下《えんげ》）と呼吸を同時に行うことができると言われています。

私たちは、〝しゃべる〟という素晴らしい能力を得ることができた一方で、食物が気管の方に入り込む誤嚥《ごえん》や気管をふさいでしまう窒息という爆弾を体に抱え込んでしまいました。日本人の死因の第3位は脳血管障害から肺炎に置き換わりましたが、中でも誤嚥性肺炎はその大半を占めます。これも、私たちがしゃべること

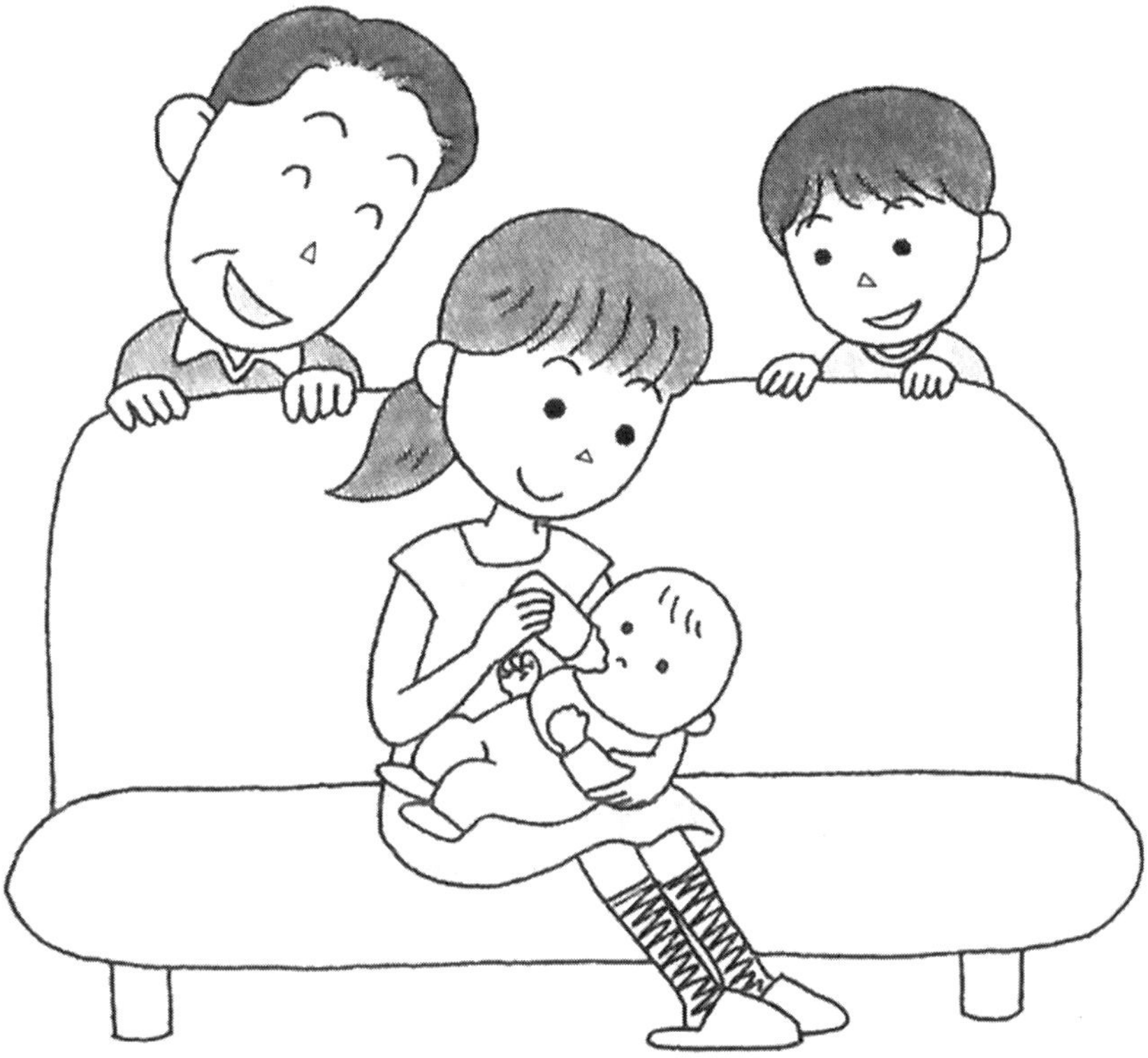

がなければ起こりえなかった病気かもしれません。

ブー、バーは口呼吸のサイン

では、いつから赤ちゃんは大人のような体の構造になるのでしょうか。

赤ちゃんの喉の位置は生後3カ月ほどから徐々に下がり始め、「ぶーぶー」とか「ばーばー」という喃語《なんご》が出るころになると大人と変わらない位置にまで達します。喃語は、しゃべることができる体の準備が整いましたよ、というサインなのですね。

ということは同時に、口でも息ができますよ、口呼吸もできるようになったんですよ、ということでもあります。

赤ちゃんは生後半年を過ぎるころから、お母さんからもらった免疫力が切れはじめ突発性発疹《はっしん》などの熱発をするようになります。これは、口呼吸をするようになるということと大きく関係しているのかもしれません。

「たっくんも赤ちゃんのころは、おっぱいを飲みながら鼻《はな》でも息をしていたよ」

「じゃあ、今《いま》、できないってことは、お兄ちゃんになったということだね」

「そうだね。きちんとしゃべれるしね」

「鼻でも口でも息ができる」

「そうそう。でも、本当の空気の入り口は鼻だってことは、忘《わす》れないでおこうね」

●免疫力アップ！
呼吸にまつわるふか～い話

6
鼻の穴はどうして二つ？
交替で働き、汚れをお掃除

器用にクネクネと動くゾウの鼻の穴を見たことがありますか？　そうですね、二つあります。

では、クジラの鼻の穴は？　こちらも私たちと同じで二つあります。魚やトリではどうでしょうか？　これまた二つあります。不思議ですね。

「ねえパパ、口は一つなのに、鼻《はな》の穴《あな》はどうして二つあるんだろうねえ」

「そうだね、耳も目も二つあるのに、口だけは一つだね。ひーちゃんはどうしてだと思う？」

「片方《かたほう》が空気《くうき》が通《とお》らなくなったときのために二つあるのかな」

「いろんな理由《りゆう》があるだろうね。ところでたっくんは、右《みぎ》と左《ひだり》どっちの鼻の穴で息をしているかな」

「うーん、分からない。どっちもかな」

「実《じつ》は、鼻の穴はいつも片方《かたほう》でしか息をしていないんだ。これが、鼻の穴が二つある大きな理由《りゆう》なのさ」

息をしているのは片方の穴

目が二つあるのは、ものを立体的に見るためでしょう。耳が二つあるのは、どこから音が聞こえてくるのか確かめるためでしょう。では、鼻は？

鼻も、体のどちら側からにおいが漂ってくるのか感知しているという研究報告もありますが、もっと巧妙な体の仕掛けがそこにはあるのです。

私たちがその存在に気がつくことはほとんどありませんが、実は鼻はいつも片方のみで呼吸をしています。

にわかには信じられませんね。自分の鼻の穴を指先でふさいでみてください。そしてやや強めに息をして、右と左とどちらの風量が多いか感じてみてください。

ほとんどの人が、右あるいは左のどちらか一方の風量が多いことに気づくと思います。そちら側で呼吸をしているからです。

これが2時間もすると、逆側の風量が多くなっていることに気がつきます。いつの間にか、呼吸をしている鼻の穴が変わっているのです。この移り変わりは、自分では意識をすることなく行われています。

このように、鼻が左右の穴を使い分けて呼吸することをネイザルサイクル（鼻周期）といいます。通常、2～3時間おきに左右交替、入れ替わる時間は1分程度ととても短いようです。

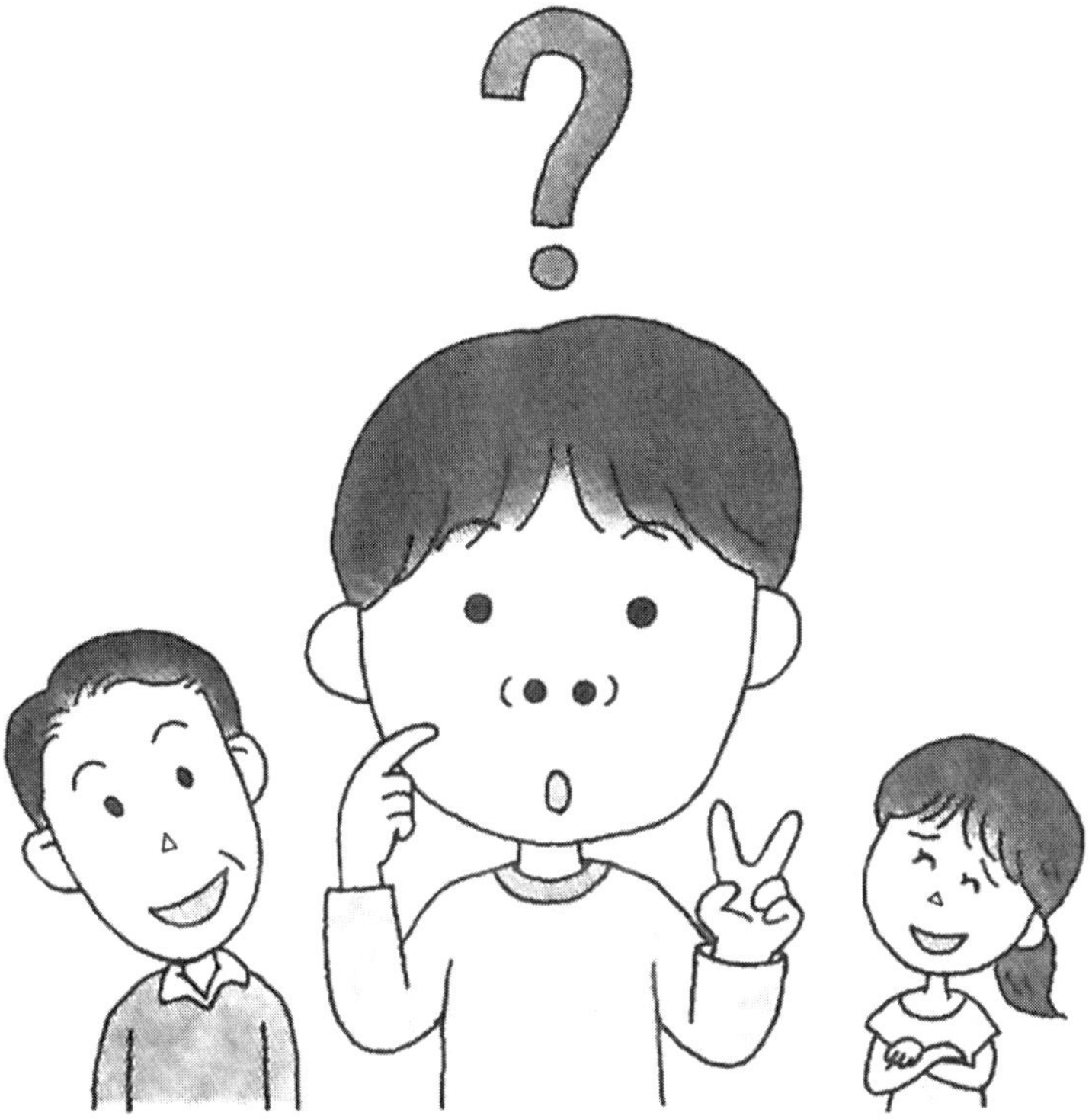

交替で休憩を取っている

では、なぜ鼻はこんなことをしているのでしょうか。

実は、呼吸をしていない側の鼻の粘膜はむくんでいて、鼻汁の分泌が高まっています。そのために空気の通り道が狭くなるのです。

呼吸をしていない間は、空気中の汚れ、ちり、微生物など、それまで鼻でブロックしていた異物を、鼻水と一緒に喉の奥に流し、痰《たん》として体外に出したり、飲み込んで胃酸で消化したりしているのです。つまり、鼻の自動洗浄装置が働いているというわけですね。

皆さんは毎日、毎食後歯みがきをしますよね。では「鼻みがき」は？ まさか、鼻の中をブラッシングしています、という人はいないと思います。

口の中が汚れるのは食事をしているときだけですが、鼻は起きているときはもちろん、寝ているときも24時間働いています。呼吸はひとときも休むことができませんから。

ところが鼻はネイザルサイクルにより、片方を休めてその間にお掃除をすますことで、一日の半分、12時間労働で済んでいるのです。

目や耳も寝ているときはその働きを休めていますが、鼻は休めません。だからこそ、二交替制で定期的な休みを取っているというわけです。

このような人体の巧妙な仕掛けによって呼吸が営まれているのは、不思議ですね。

7 ヒトが呼吸を自在にコントロールできるのは？

言葉を発する能力と関係が

それでは皆さん、ひとまず大きく息を吸ってみてください。はい、止めて。そして、ゆっくりと吐き出してください。

これができなかった人がいるでしょうか。おそらく全員ができたことでしょう。

世の中には丹田《たんでん》呼吸法、調息法などのさまざまな呼吸法がありますが、吐く息を長くするということは多くの呼吸法で取り入れられています。そして、一瞬でも無呼吸の状態をつくるということも。

何気なくやっているこの動作ですが、地上の他の動物にはできないことです。

このように呼吸を自在に操るということは、言ってみれば心臓の鼓動を操ることができるということと同じくらいに命に関わることですから、生物にとってはとても怖いことなのです。

息を止められるのはヒトの証し

「さあ、今から心臓を10秒間、止めてみましょう」と言われて、できる人は誰もいませんよね。瞳孔の大きさを変える、腸の動きをよくする、なんてことも、もちろんできません。

これは、自律神経という、生命維持活動に欠かすことができない、そして自分の意志ではどうにもならない体の仕組みにかかわることだからです。

この呼吸運動は、起きているときはもちろん寝ているときも、24時間、生まれてから死ぬ直前まで続きます。呼吸が止まることは、命が終わるということです。

でも、この呼吸を止めるということを私たちは苦もなくやってのけています。

意識しなければ呼吸ができないのであれば、私たちはおちおち眠ることもできません。寝ているときでもすやすやと呼吸できるのは、この自律神経のおかげです。

私たちの呼吸運動は、自律神経と意志が関与する運動神経の、二重の神経支配を受けているのです。

では、こんな恐ろしい呼吸を、私たちはどうして操ることができるようになったのでしょうか。それはひとえに、言葉を発することができる能力と関係しています。言葉をしゃべるということは、かなり特殊な技術なのです。

息を止めることができる――それだけで私たちはヒトであるとも言えます。

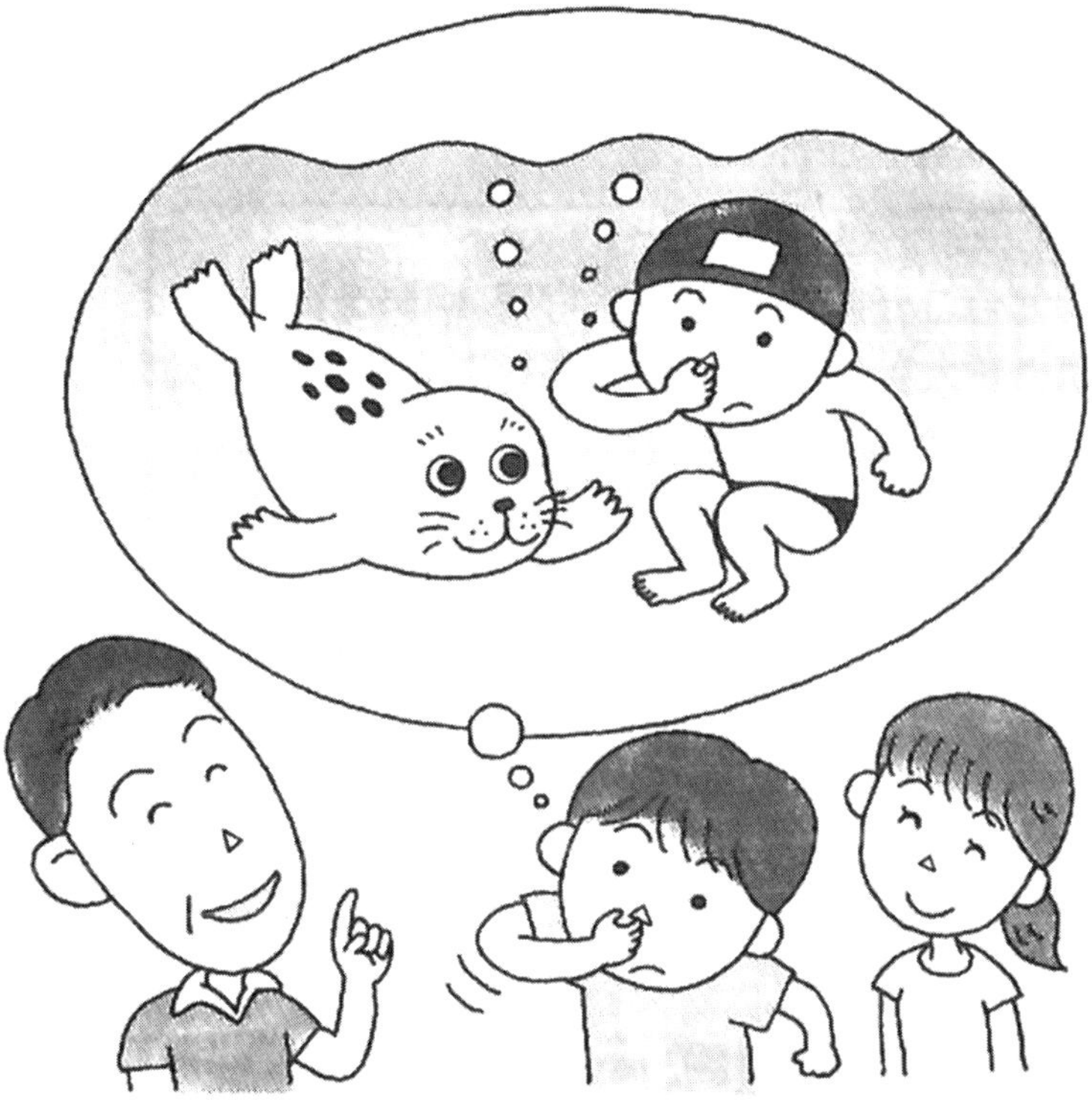

海のほ乳類は友達

「たっくんも、息《いき》を止《と》められるだろう?」

「もちろん、プールでも顔《かお》をつけられるよ」

「それはすごいね。では、プールの中で息はできるかな」

「それは無理《むり》」

「僕《ぼく》ら人間《にんげん》以外《がい》でも、息を自由《じゆう》に操《あやつ》れる動物《どうぶつ》がいるんだよ」

「ゾウさん」

「鼻《はな》が長《なが》いから? ちょっと違《ちが》うなあ」

「クジラやアザラシなど海《うみ》に潜《もぐ》る動物でしょ」

近くでやりとりを聞《き》いていた姉《あね》のひーちゃんが答《こた》えました。

「おっ、さすがお姉《ねえ》ちゃんだ。どうして知《し》っていたんだい?」

「だってパパが、講演《こうえん》のときに、いかにもってどや顔で言ってたから」

「……」


他にも呼吸を自分の意志で操れるほ乳類には、イルカやジュゴンといった海棲《かいせい》のものがいます。マッコウクジラは水深2000メートル以上、時間にして1時間以上も海中に潜っていることができると言います。3分も息を止めることができない私たちからすると、信じられませんね。

普段意識していないときも、ふぅと大きく深呼吸するときも、いつも自然と行っている呼吸ですが、その仕組みにはまだまだ分からないことがたくさんあるのです。

●免疫力アップ！呼吸にまつわるふか～い話

8 口で呼吸すると体が乾く

鼻は天然の加除湿器

「たっくんもひーちゃんも、鼻《はな》には不思議《ふしぎ》な力《ちから》がいろいろあることが分《わ》かっただろう？」

「うん、すごいね。パパは物知《ものし》りだね」

「私《わたし》は、パパの講演《こうえん》をよく聞《き》いているから知っていることばかりだったわ」

「コホン…。じゃあ、二人《ふたり》に質問《しつもん》するよ。寒《さむ》い朝《あさ》は息が白くなるだろう？　口からの息と鼻からの息、どちらがより白く見《み》えるかな」

「口から」

「両方《りょうほう》同じくらいじゃない？」

口からの息は体の水分を余計に出す

実は、口からの方が息は白くなります。これにも鼻の不思議な能力が関係しているのです。

ところで皆さんは、乾いた人生とみずみずしく潤《うるお》った人生、どちらがお好みですか？　乾いた体とみずみずしく潤った体とでは、どちら？

もちろん、潤った方がいいですね。

水中から陸へ上がった私たちほ乳類の祖先は、なるべく体が乾かないようにいろいろな工夫を体に施《ほどこ》しました。砂漠の代表的な動物であるラクダは水を飲まずに何十日も過ごせますが、体の中で水のリサイクルがとてもうまく機能しているのですね。

私たちが呼吸をするとき、鼻から入った空気は、喉の奥ではほぼ湿度100％にまで加湿されます。実は、口からの空気もほぼ同じくらいまで加湿することができるのですが、問題は息を吐くときです。

肺から吐き出されたときの空気の湿度は、ほぼ100％です。ところが、これが体の外に出てくると、鼻の穴からと口からとでは水蒸気圧（加湿度）が大きく違ってくるのです。

そうです。鼻の方がより湿度の低い空気を吐き出し、口からの息は余計に水分を体から逃がしているのです。鼻がなるべく体が乾かないようにしているのに、口は逆のことをしてしまっている。つまり、口からの息の方がより多く水分を含むために、寒いときにはより白く見えるのです。

鼻腔はフィルターの役割

では、鼻はどうやって水分をこしとっているのでしょうね。

鼻腔全体の表面積は、広げると新聞紙一枚程度になると言われています。だから鼻は外気を効率よく体温近くまで温めることができるのですが、これは息を吐くときにも役に立ちます。

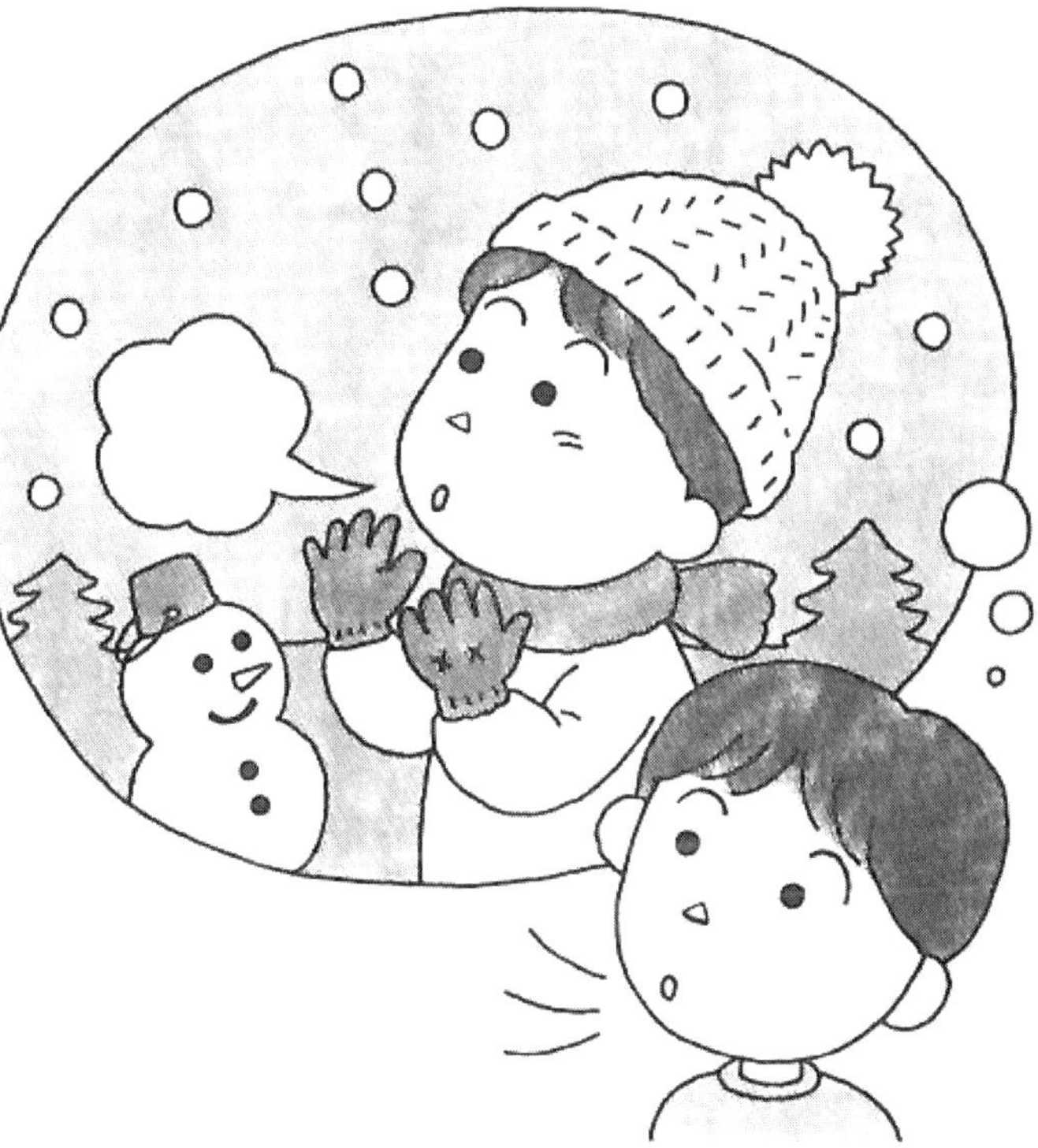

息は鼻腔内の広い面積を通って吐き出されますから、体温よりも低い温度になります。そうすると、息の中の水蒸気が水に変わります。この水を、鼻毛や線毛といった小さな毛が水滴としてこしとります。

しかし、口から吐く息にはこのような工夫がなされないために、水分がより多く排出されてしまいます。

こうして、鼻ではなく、口から息を吐き続けると、唇や口腔内だけでなく、体全体が乾いてしまうのです。そうなると当然、乾いた体、乾いた肌、乾いた心、乾いた人生を送る羽目になってしまうのでは、と心配になります。

「いまはもう暖《あたた》かくなったから白い息《いき》は出ないね。寒《さむ》くなったら確《たしか》かめてみよう」

「息を早く出すか遅《おそ》く出すかでも、白さは変《か》わるよね」

「さすが、ひーちゃんだね。そうそう、吐《は》く息の早さも関係《かんけい》しているよ。だから、鼻《はな》の息も口の息もゆっくりと吐くと口からのほうが白いことが分かるよ」

「大きな冷蔵庫《れいぞうこ》に入《はい》ったら、いまでも分かるかな？」

「そうだね、いますぐ試《ため》したい人にはそんな手もあるね」

口から息を吸ったり吐いたりすることを「口呼吸」と言います。鼻からご飯を入れることは間違ったことですが、口から空気を出し入れしているとおかしなことになりかねないことがお分かりいただけたと思います。

この口呼吸が、病気と深い関係があることが分かってきています。

では、どうして口呼吸が病気の原因となるのでしょうか。

9 原因不明の病気の原因は？ その1

においに重要なヒントが

「ねえ、病気《びょうき》と口呼吸《くちこきゅう》が関係《かんけい》あるってパパは言うけど、どうしてパパはそんなことを考《かんが》えるようになったの？」

「そうだねえ。ひーちゃんは、病気になりたいかい？」

「いや〜、カゼ引くと体だるいしきついし、病気にはなりたくない」

「そうだね、病気にはなりたくないね。だれも病気になりたいなんて人はいないよね。パパは悩《なや》んだんだ、どうして人はいろんな病気になるんだろうかと」

人はどうして病気になるんでしょうか。病気になることは避けられないことかも知れませんが、それを減らすことはできないものなのでしょうか。

口呼吸も病気の原因の一つ

世の中には原因不明の病気はたくさんありますが、原因のない病気はないはずです。病気の原因としていろいろ思いつくと思います。喫煙、運動不足、肥満、ストレス、公害など、ちょっと考えただけでもたくさんありますね。

なかでも生活習慣による病気は数が多そうです。メタボリック症候群と呼ばれる高血圧、脂質異常（高脂血症）、糖尿病は生活習慣病の代表格ですが、実は口呼吸も病気の一因になるのです。

私たちは普段、自分が口で息をしているのか鼻で息をしているのか、あまり意識しないものです。あるとき、約２００人の大学生にアンケートしたところ、自分は日ごろから口で息をしていると答える人が多いことがわかりました。そういう人の中にはアレルギー疾患が多かったり、だるい、疲れるなどの慢性的な倦怠感を訴えている人がいました。また、ときにはうつ状態や無気力という状態に陥っている人もいました。

クンクンかいだら

「ひーちゃんが生まれる前、パパがまだ若《わか》いお医者《いしゃ》さんだったときのことだけど、考えたんだ。患者《かんじゃ》さんは体に悪《わる》いこともしていないのに、どうして病気になるのだろうってね。そのときパパは、関節《かんせつ》リウマチという関節が痛《いた》んだり変形《へんけい》したりする患者さんの治療《ちりょう》をしたんだけど、患者さんのにおいがおかしいことに気がついたんだ」

「におい？　病気のにおい？」

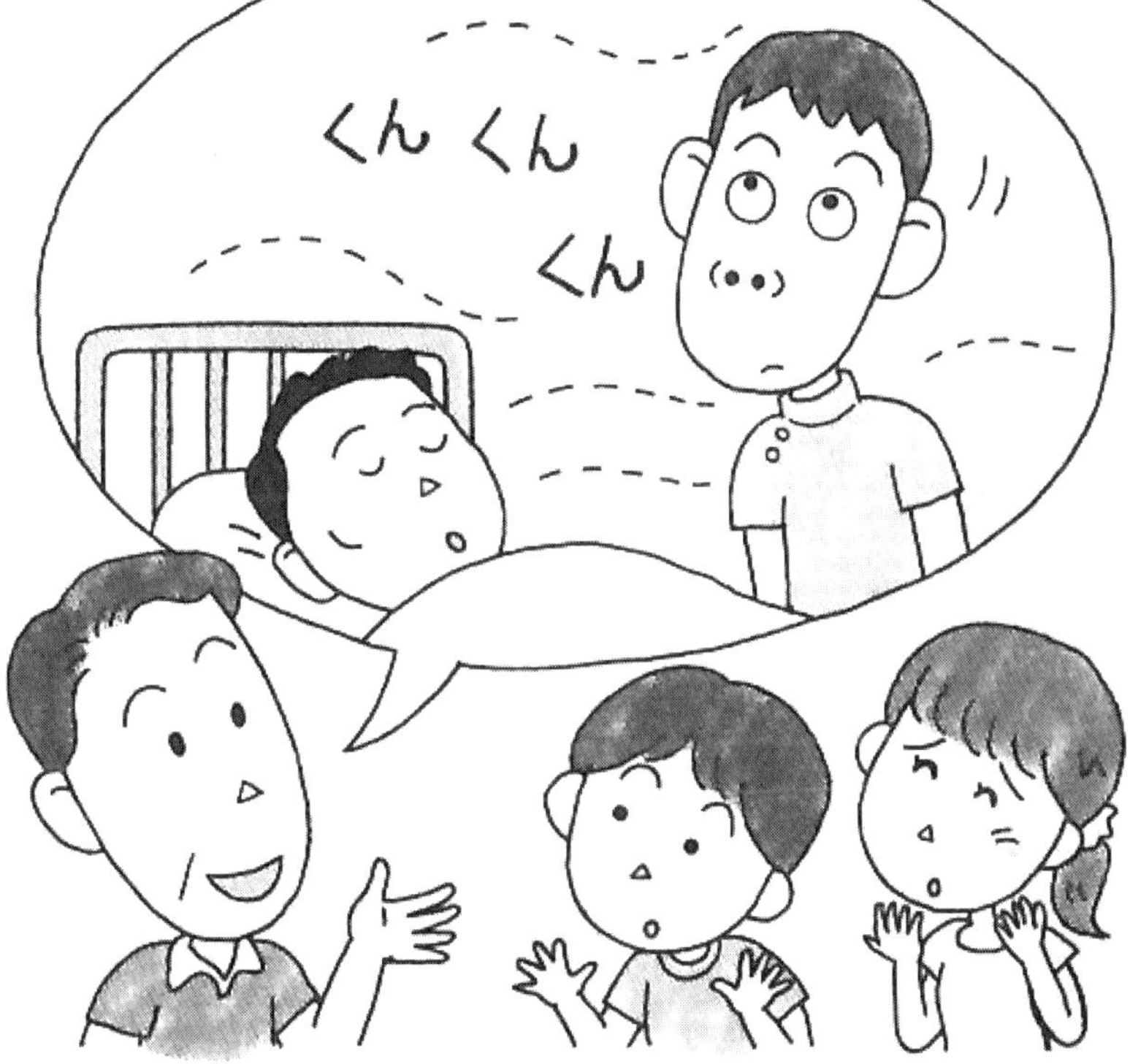

「そう、病気には特有《とくゆう》のにおいがあるというのは、これまでの医学《いがく》でもよく言われていたことなんだ。パパが治療していた関節リウマチ患者さんにも、においがあったんだね」

「どんなにおい？」

「うーん、あまり良いにおいとは言えないなあ。やっぱり病気だなと思えるにおいだね。汗《あせ》くさいとか、そんなんじゃないんだ」

「そのにおいはどこから来るの？」

「それがパパも不思議《ふしぎ》だったんだ、どうしてこんなにおいがするんだろうと。だから患者さんの体をクンクンかいで回《まわ》ったりしたんだよ」

「え〜、やだ〜」

「だって、もしかしたらこのにおいの出所《でどころ》が分《わ》かれば、それが出ないようにしたら病気が治《なお》るんじゃないかってね、そう思ったんだよ」

「そんな簡単《かんたん》なもんじゃないでしょ」

「そうだよね。でもそのときは、その原因《げんいん》を確《たし》かめたくてしかたがなかったんだ」

「それで結局《けっきょく》、分かったの？」

「うん、分かるまではちょっと時間《じかん》がかかったけどね。まさかと思う場所《ばしょ》だったよ」

「え〜、どこ？」


糖尿病性ケトアシドーシス、痛風、統合失調症、天然痘など、病気には特有のにおいがあることは経験上知られていました。においというのは数値で表すことが難しいため、現代医学ではあまり重要視されませんね。ところがこのにおいが、パパさんに朗報をもたらしたのです。

10
原因不明の病気の原因は？
その2

口呼吸で悪玉菌が繁殖

なんとパパさんが気がついたにおいは、口から出ていました。

「関節《かんせつ》リウマチのにおいの原因《げんいん》は、口からだったんだよ」

「口から？　口から病気《びょうき》のにおいがするの？」

「そう、簡単《かんたん》に言うと、口の中の炎症《えんしょう》がひどくなると、それが体中《からだじゅう》を巡《めぐ》るんだ。そして関節の痛《いた》みが出てしまう」

「そんな不思議《ふしぎ》なことがあるの？」

パパさんは、病気が重い人はにおいがきつく、病気が改善するとにおいが消えてしまうことに気がついていました。

口臭の原因は炎症

口臭《こうしゅう》は口腔《こうくう》内の炎症のせいです。口の中に悪玉菌《あくだまきん》がはびこることにより、悪臭を出してしまいます。悪玉菌は、傷ついた歯肉《しにく》から全身を巡り、体のあちこちで炎症を起こします。その結果の一つとして起こっていたのが関節リウマチだったのです。

では、どうして口腔内の炎症が起こるのでしょうか。

実は、これが口呼吸によるものだったのです。

人体は、ひからびてしまわないようにいろいろな工夫がされています。ところが口呼吸をしたり、ぽかんと口を開《あ》けたままにしたりしていると、歯の表面や歯肉が乾いてしまいます。すると、歯垢《しこう》や歯石《しせき》がつきやすく、歯肉も傷つきやすくなります。ここに悪玉菌が住み着いてしまうのです。

「よくよく診察《しんさつ》してみると、状態《じょうたい》の悪《わる》い患者《かんじゃ》さんは、ぽかんと口を開《あ》けていることが多かったんだね。パパはそれまでぜんぜん気《き》がつかなかったよ」

「それが病気と関係《かんけい》あるとは分からないよね」

「あっ、そういえば」

それまで興味《きょうみ》なさそうに聞いていたたっくんが、思い出したように話《はなし》に加《くわ》わってきました。

「ゼンソクのヒロくんも、いつも口がぽかんと開《ひら》いているよ。」

「それが病気ってこと？」

「そうなんだよ。その自分《じぶん》でも気がつかない癖《くせ》が、病気の原因《げんいん》だってこともあるんだ。ヒロくんは口をぽかんと開《あ》けているからカゼも引きやすいんだろうね」

日ごろから私たちは、酸素をどこから取り込むかということについて、とても無関心です。命を考えるなら、口はご飯を入れるところ、鼻は酸素を入れるところ、これが本来の姿です。

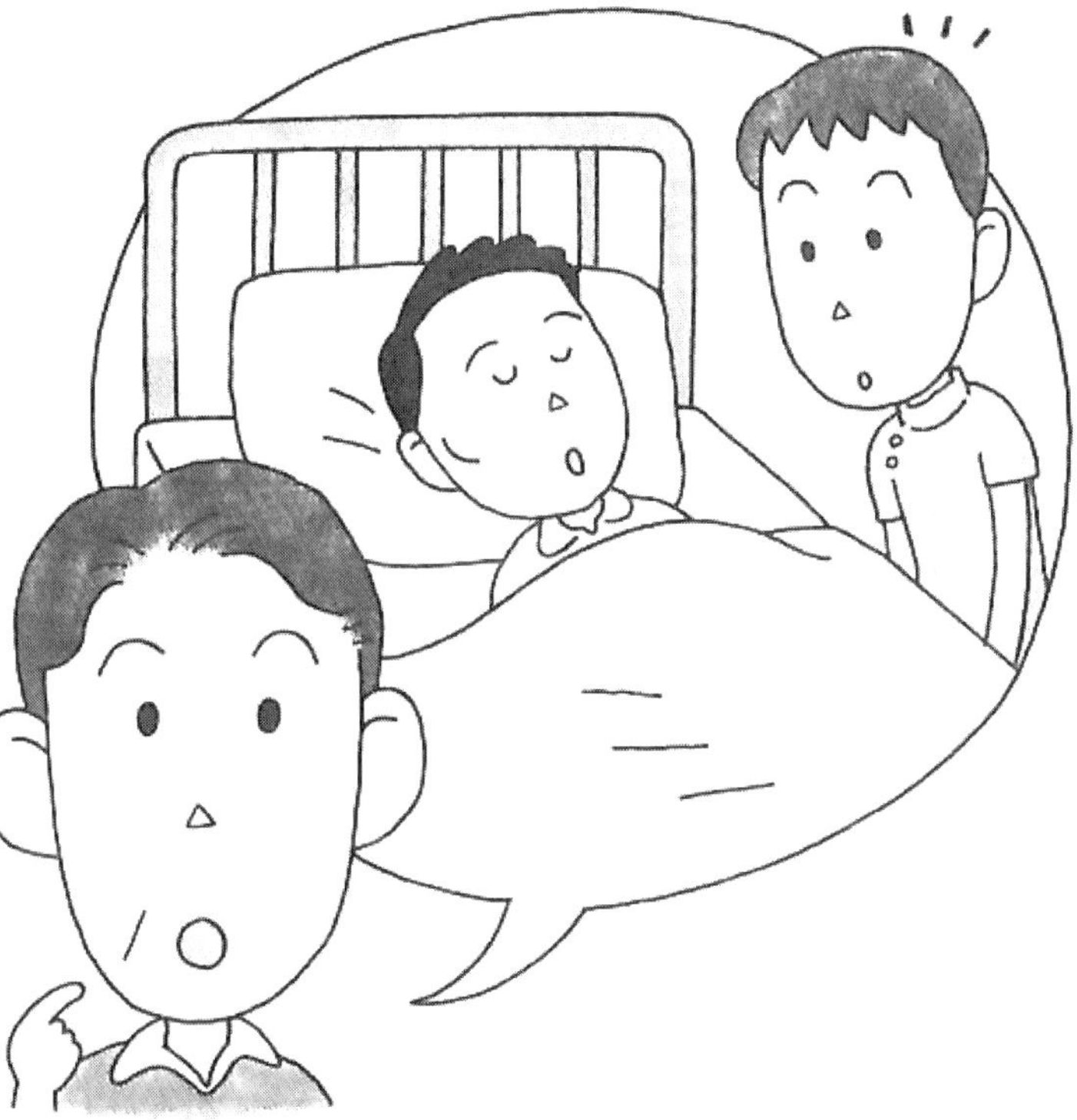

もし、これが反対になったらどうでしょうか。

口から酸素を入れて、鼻からご飯を入れる。体の使い方を間違えているわけですから、いろいろな問題が起こります。

習慣的に口が開いていたり、鼻閉《びへい》でなかなか口を閉じておくことができないという生活習慣が続いてしまうと、虫歯や歯肉炎、歯列不正という口の中の問題以外に、全身に悪影響を及ぼしてしまうことが分かっています。

殺菌能力が落ちて

ここで皆さん、口だけで5分間呼吸をしてみてください。

ハーハー、ハーハー、ハーハー……

普段から鼻呼吸の人は、口が乾燥してかなりの不快感を覚えるはずです。時には痛みを感じるかもしれません。

口は、絶えず唾液によって潤っています。この唾液には、ＩｇＡ（免疫グロブリンＡ）やラクトフェリン、リゾチームといった抗菌物質が含まれており、口の中の清潔さを保つようになっています。

ところが口呼吸を続けると口の中が乾いてしまい、唾液によって歯の表面や歯肉を防御することができなくなってしまいます。悪玉菌がはびこる温床になるのです。

これが口の中だけの問題ですめばまだ良いのかもしれませんが、巡り巡って関節や腎臓、皮膚など体中の臓器を脅かす本拠地になってしまうのです。

たとえば子どもで、深い虫歯がある子は無い子と比べて、ある種の腎臓病や皮膚病の発症が多くなることが分かっています。このように、虫歯ができやすい口呼吸は腎臓病や皮膚病にもなりやすい体を作ってしまいます。

鼻で呼吸することで健全な口腔を作ることは、全身を守ることに繋がるのですね。

11

歴史に埋《うず》もれていた「病巣疾患」という考え方

風が吹けば桶屋が儲かる

腎臓病や皮膚病や膠原病《こうげん》（自己免疫性疾患）、さらには虫垂炎や大腸炎を引き起こす可能性がある疾患名を知っていますか？

実は、慢性扁桃腺炎《へんとうせんえん》があるとこれらの病気が引き起こされる可能性があります。それぞれにはまったく関係のない体の臓器ですが、病気の根っこが同じ場合があります。

「のどに病気《びょうき》があると、別《べつ》の病気が起《お》こるってこと？　それって変《へん》じゃない？」

「どうしてだい」

「だって、どうして他《ほか》のところに行くのか分からないじゃない」

「そうだね。すぐには理解《りかい》できないだろうね。この出来事《できごと》を病《びょう》巣疾患《そうしっかん》と言うんだ」

「びょーそーしっかん？」

二人《ふたり》が同時《どうじ》に聞《き》き返《かえ》しました。

「そう、病巣疾患《びょうそうしっかん》」

病気の飛び火

病巣疾患（歴史的には病巣感染症と言われてきました）は、「体のどこかに慢性的な炎症を起こしている臓器があり、それ自体の症状はほとんどないものの、体の他の遠隔臓器に病気を引き起こすもの」と定義されます。

症状に乏しい慢性の病気（原病巣と言います）が、体のあちこちに〝飛び火〟してしまっているのです。ですから、例えば目のぶどう膜炎、血管に起こるアレルギー性血管炎、皮膚の多形滲出《たけいしんしゅつ》性紅斑《せいこうはん》と言われるような、原病巣（この場合は扁桃《へんとう》）とは一見関係のなさそうな臓器に病気を引き起こしてしまうことがあるのです。

「風が吹けば桶屋が儲《もう》かる」ということわざを思いだしてください。突風が吹いたということと、桶屋さんの売り上げが増えたということには一見つながりがありませんが、一連の出来事で見ていくとつながっていたという訳です。

もちろん体のことですから、いろいろな現象が複雑に絡み合って病気を引き起こしているのですが、仕組みとしては似ています。

のどの手術で血尿が消えた

ここで具体的な病気を紹介しましょう。

IgA腎症という、ゆっくりと進行する腎臓病です。学校や職場の健診の際に、血尿で見つかることが一般的です。当初はまっ

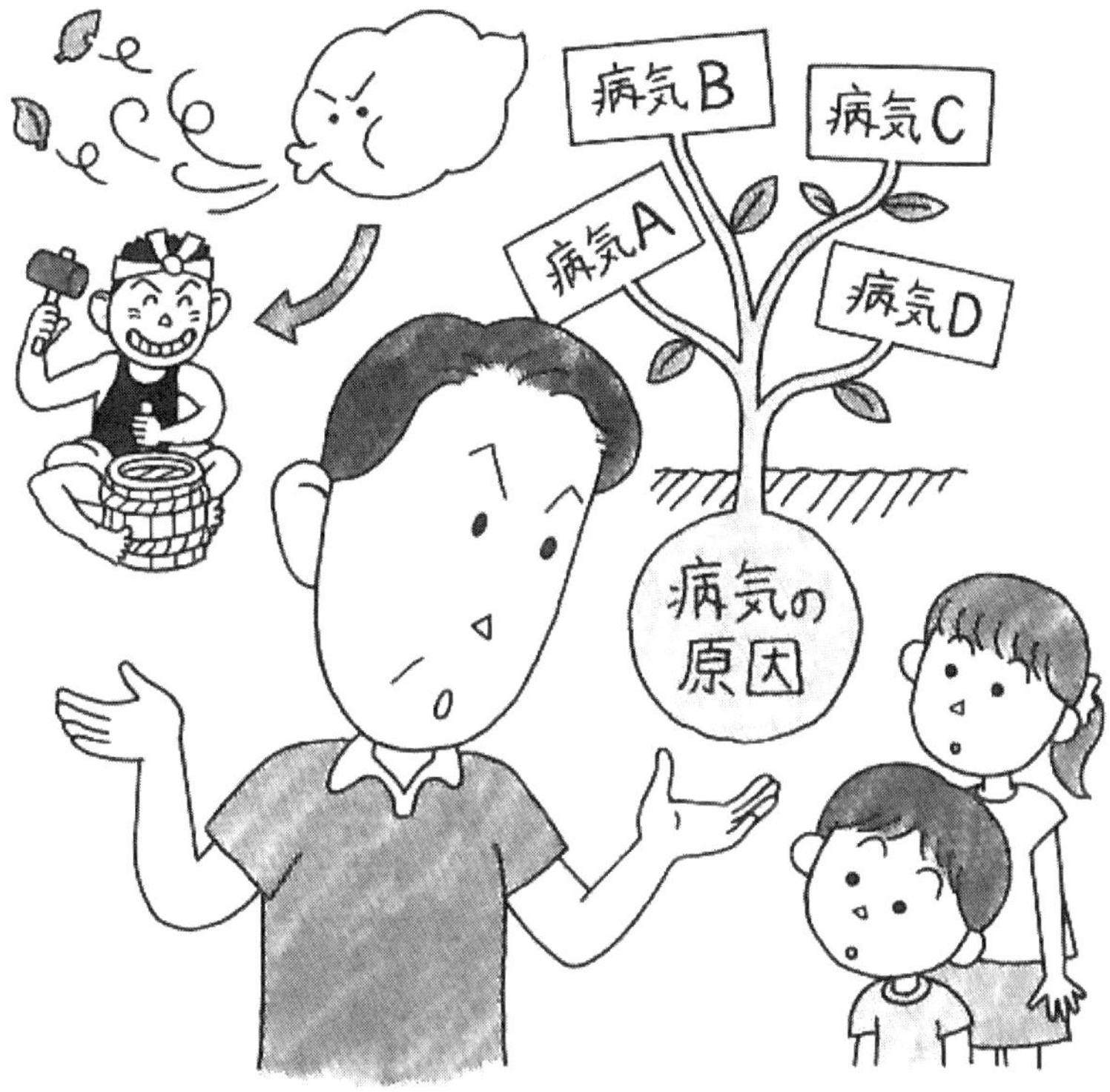

たく症状がありませんが、確実に腎臓を侵していき、人工透析になってしまうことも珍しくありません。

　Aさんは、職場の健診で血尿を指摘され、IgA腎症と診断されました。すぐに治療を開始しましたが、血尿はなかなか改善しませんでした。

　そうこうしているうちに腎臓とはまったく別の場所の治療をしてみたところ、それまでのしつこい血尿が消えてしまいました。

　Aさんがした治療というのは慢性扁桃炎の治療です。扁桃摘出に1週間ほどの入院が必要なため、先のばしにしていたのでした。扁桃摘出手術により、血尿も消え、腎臓機能が悪化するという不安から解放されたAさんは、より一層仕事に励むことができるようになりました。

　Aさんの病気は、慢性扁桃炎を原病巣として、遠隔の腎臓病を引き起こしていたのでした。扁桃炎の症状は、膿栓《のうせん》という小さな白い塊が扁桃に付く程度で、大きく腫れたり熱を持ったりということもありませんでした。しかし、そんな状態でも、腎臓に悪影響を及ぼしていたのでした。

　このような現象は何千年も前から観察されていましたが、医療が発達し、細分化されるに従って、医療者の頭の片隅に追いやられてしまっていました。

　ところで、病巣疾患の考えは最近になって少しずつ注目されてくるようになりました。それはペリオという、人類が一番多くかかっている感染症によるものです。

12

歯周病菌には要注意

口呼吸が病気のもとかも？ その1

前回、病巣疾患《びょうそうしっかん》という考え方のことを紹介しました。それは「体のどこかに慢性的な炎症を起こしている臓器があり、それ自体の症状はほとんどないものの、体の他の遠隔臓器に病気を引き起こすもの」と定義されると。分かりやすく言えば、病気の〝飛び火〟ですね。

この病気の元となる原病巣は、口、鼻、喉でほとんどを占めます。中でもペリオは注目されています。

ペリオってなんだ

ペリオという病気は、聞いたことがない人がほとんどでしょうね。古くは歯槽膿漏《しそうのうろう》、近ごろは歯周病《ししゅうびょう》と呼ばれる病気です。英語で歯周病のことを「ペリオドンティックディジーズ」ということから、略してペリオと呼んでいます。

皆さんよくご存知のメタボも、ペリオが引き起こすことがあることが知られています。

糖尿病はペリオがあると悪化しますし、骨粗鬆症《こっそしょうしょう》やがんなども引き起こすと言われています。

最近では、早流産にも関わっているとして、妊婦さんの歯肉のチェックは必須項目になってきました。

口の中の炎症なのに、骨や血糖、動脈硬化などまったく違う臓器に関係していますから、ペリオは病巣疾患の原病巣としても重要です。

近年、ペリオが関節リウマチと関係が深いことも分かってきました。

ペリオは、歯周病菌が引き起こす「感染症」です。この歯周病菌がリウマチ患者さんの関節の中からも見つかるというのですから、穏やかではありません。

壮年期から口のケアを

「ペリオってそんなに悪《わる》いの？」と、たっくん。

「そうだねえ、静《しず》かに病気《びょうき》を引《ひ》き起《お》こしていることから考《かんが》えると、こわいよね」

「お菓子《かし》のようなかわいい名前なのにね」

「お菓子食べすぎるとペリオになっちゃうわよ」と、ひーちゃがたっくんをおどかします。

「だいじょうぶ、二人《ふたり》のような子どもにはペリオは少ないんだ。ペリオの手前の歯肉炎《しにくえん》が増《ふ》えてきて問題になっているけどね」

「学校で歯医者《はいしゃ》さんが見てくれるよ」

「そうそう、最近《さいきん》の子どもたちには、虫歯《むしば》はぐんと減《へ》ったけど、

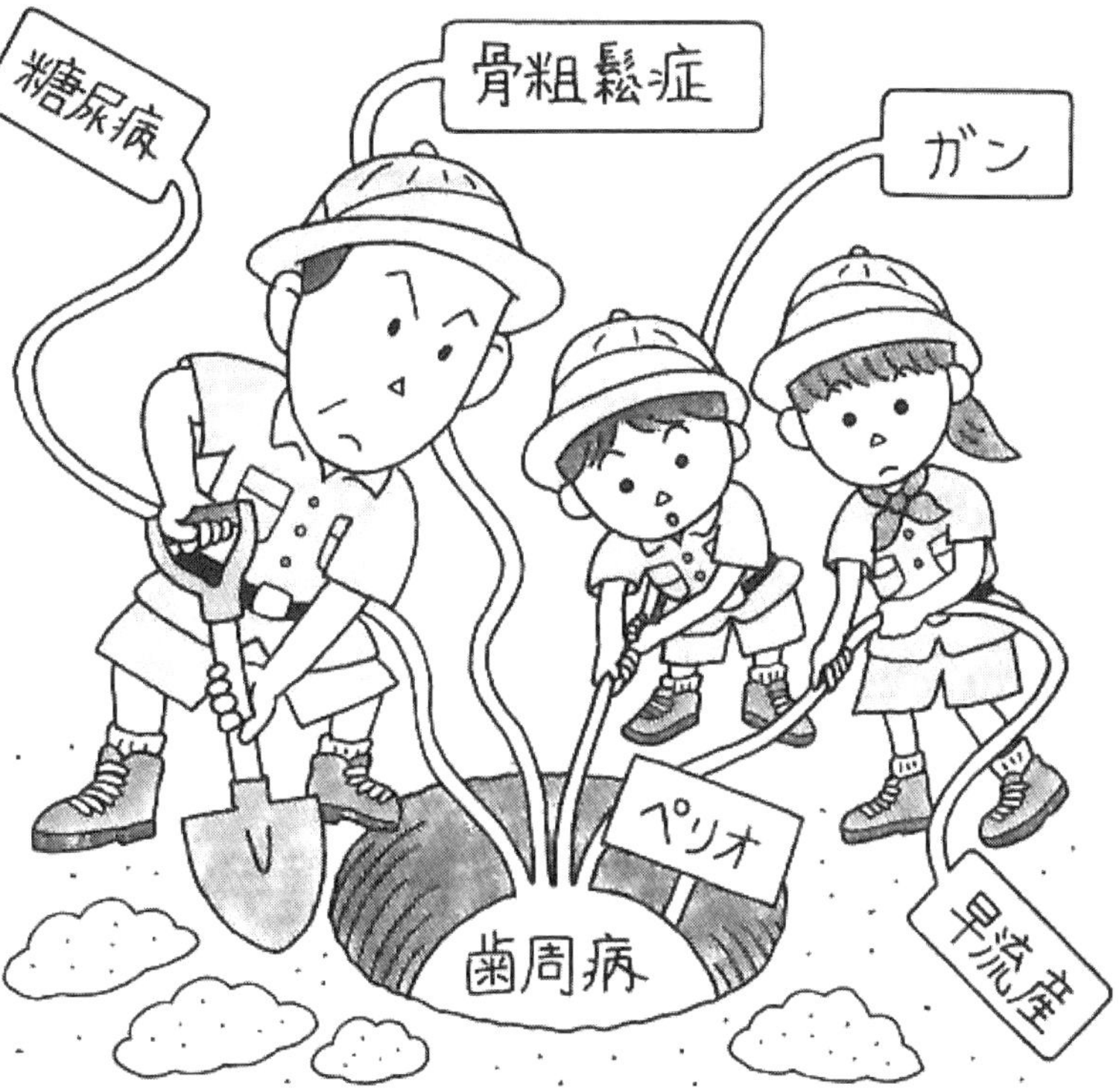

歯肉炎が増えているんだ。パパは、口呼吸《くちこきゅう》が原因《げんいん》じゃないかと思《おも》っているよ」

ペリオが問題となるのは成人以降が多く、まだ免疫力が十分ある壮年期に口のケアを怠ると、あとでひどくなることがあります。パパさんが病気の人たちから感じ取った「特有のにおい」というのは、ペリオのにおいだったのかもしれません。

口呼吸は歯垢や歯石をたまりやすくして、ペリオの悪化の原因となります。歯茎から血が出るだけの変化ならまだいいのですが、それが全身に巡って、全然関係ない病気を引き起こすきっかけになっているとしたら大変です。

原因のない病気はないはず

現代の細分化された医療では、実際に病気が起こっている臓器にしか目が向けられないことがあります。しかし、本当はペリオや扁桃炎が原因で病気が起こっているとしたら…。

よく「原因不明の難病」という表現が使われますが、病気の原因が分からなかったとしても原因のない病気はないはずです。病巣疾患に例をとると、病気の原因が、病気が起こっている場所とは違うところにあることから、「原因不明」とされることが多いのではないでしょうか。そして、医療者がこのことを理解していないことも少なくありません。

もしも「原因不明の病気」と宣告されたら、病巣疾患のことをちょっと思い出してみてください。「原因不明の病気の原因」が、見つかることがあるかもしれませんよ。

●免疫力アップ！
呼吸にまつわるふか〜い話

13 口呼吸が病気のもとかも？ その2

風邪予防は鼻呼吸で

よく、「風邪は万病のもと」と言われます。寒い季節になると、風邪をこじらせて入院したなんて話をあちこちで聞きます。

風邪の予防には手洗い、うがいと従来から言われてきましたが、この二つの予防法に共通する弱点、泣き所を知っていますか？

答えは、水がないとできないこと、です。なあんだと思うかもしれませんが、震災などで断水してしまったときの風邪予防はどうしたらいいのでしょうね。

体を守るシステム

命の入り口である鼻と口は、いつも外の世界と接しています。ですから、そこには異物から体を守るシステムが備わっています。

皆さんにもなじみある口蓋扁桃《こうがいへんとう》（いわゆる扁桃）の他、舌《ぜつ》扁桃、咽頭《いんとう》扁桃、耳管《じかん》扁桃というリンパ組織が喉《のど》の周囲をぐるりと包囲していて（これらをワルダイエルリンパ輪《りん》と言います）、これらが風邪ウイルスなどの異物とたたかう最前線です。

「カゼを引くとのどが痛《いた》くなって、扁桃《へんとう》が大きく腫《は》れることがあるね」

「うん、カゼのときはお水も飲《の》みにくくなるね」

「そう、扁桃が腫れると、のどの入り口が狭《せま》くなってしまうからね。カゼでのどが腫れているってことは、体がばいきんとたたかっている証拠《しょうこ》なんだ」

「だから痛いんだね。カゼは引きたくないね」

「カゼを引かない一番簡単《かんたん》な方法《ほうほう》って知ってる？」

「元気《げんき》になること」

「うーん、惜《お》しい」

「カゼの人に近寄《ちかよ》らないこと」

「おっ、それもいいね。でももっと簡単なこと」

「口を閉《と》じること、でしょ」

「さすが、ひーちゃん、お姉《ねえ》さんだ」

「だって、いつもパパが言ってるじゃない」

体を乾燥させない

人体は、乾燥するとダメージを受けてしまいます。ですから、例えば目は常に涙を流し、まばたきをして角膜を潤しています。皮膚も、角質や皮脂で潤いを保とうとします。扁桃組織も、乾燥すると本来の役目を果たすことができなくなってしまいます。いつも唇が乾いている、朝目覚めると喉がからからになっているという人は、風邪を引きやすいタイプといえるでしょう。

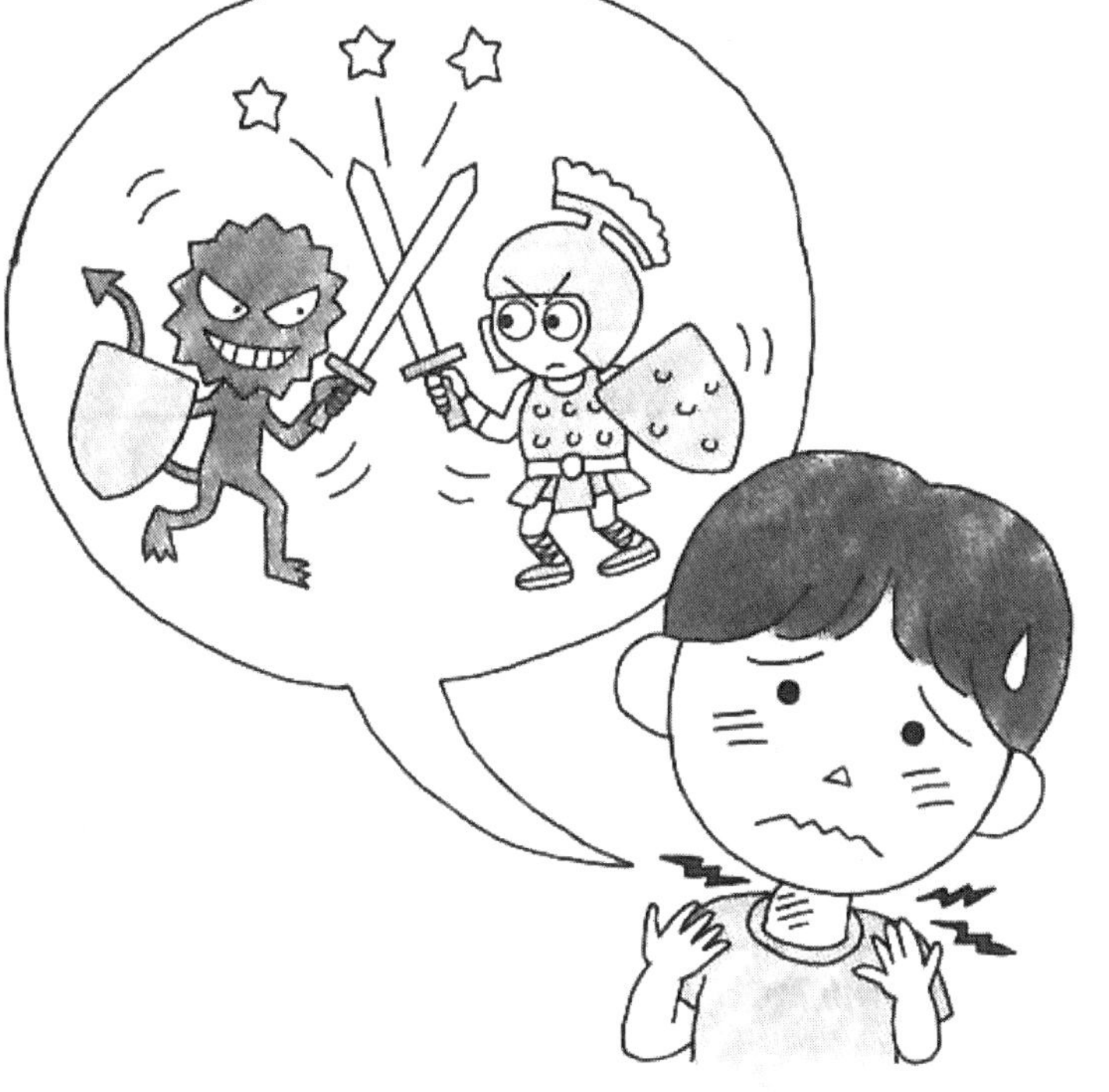

扁桃組織が乾燥してしまう原因としては、口呼吸が一番に挙げられます。その他にも唾液や鼻汁が出にくくなる病気や、精神安定剤や利尿剤といった薬剤性のものもあります。

鼻汁は一日に1リットルも分泌され、そのほとんどが呼吸のときに空気の加湿に使われています。しかし、口呼吸では、鼻《はな》呼吸のようにしっかりと空気を加湿することができません。その差は湿度にして約20%です。

あまり大きくないと思われるかもしれませんが、一日の呼吸回数は2万回ということを考えると、小さな差があとあと大きく体に影響することが分かります。

「風邪は万病のもと」のふか～い意味

口呼吸では扁桃組織が乾燥して、風邪を引きやすくなります。マスクで加湿することも良いのですが、人体には天然の素晴らしいマスクが備わっているのですから、まずは口を閉じて鼻で呼吸することが一番の予防になります。

ある小学校で鼻呼吸に取り組んだところ、インフルエンザの感染者が激減したという報告があります（21話を参照）。また、朝起きてすぐの、歯みがき、舌みがきで、インフルエンザの罹患《りかん》率が10分の1に減ったことも分かっています。

病気予防はまず風邪予防、そのためには口を閉じて鼻で呼吸することが今すぐできる健康法ですね。

慢性扁桃炎も「病巣疾患」（11話を参照）の原病巣です。「風邪は万病のもと」と言われるのは、風邪を引いた後の扁桃炎が長引くと、それが全身病を引き起こしてしまうから、という理由もあったのですね。

14

唾液の大切な働き

ドライマウスと口呼吸

口の中が乾いてしようがない、クッキーやせんべいなどの乾いた食品が食べにくい、頬《はお》が歯ぐきに貼《は》り付いてしゃべりにくい…という症状の人がいます。口腔乾燥症＝ドライマウスと呼ばれる状態ですが、改善するには何といっても唾液《だえき》が大切です。

唾液のような働きをする薬やジェルも販売されています。

水分の補給が大切だと安易にお茶やコーヒーで口をしめらそうとすると、カフェインの作用でかえって体の水分が失われてしまう可能性があります。

つばの出方に二通り

ちょっと難しくなりますが、唾液の出方には二通りがあります。

普段から私たちの口の中は、じっとしていてもじわじわと唾液が出ています。これは「安静時唾液」と言われます。

次は、舌を3回ほど思い切り突き出してみてください。どうですか、少しどろっとした唾液が舌の根元から出てくることが分かるでしょう？　これは「刺激唾液」と呼ばれるものです。食事中に出てくる唾液も刺激唾液の一種です。

「それでは、二人とも舌《した》をべーと突《つ》き出《だ》してみようか」

「べー」

「さあ、どうだろう、じゅわっとつばが出《で》てきただろう？」

「本当《ほんとう》ね、つばってどこからこんなに出てくるんだろうね」

「どこかにためてあるんだよ」

「唾液《だえき》は、顎《あご》や耳の下にある唾液腺《せん》というところにためてあるんだよ」

口が乾くとつらい

80代の女性が、唾液分泌減少による舌痛症で来院されました。来院前は、唾液分泌を増やす薬と併せて、痛み止めや抗生物質などを投与されていました。

女性の口の中はからからに乾いていて、舌の表面には焦げ茶色の舌苔《ぜったい》が付着していました。検査では唾液の分泌量は増えていたのですが、症状にはあまり変化がありませんでした。どうして検査結果の改善と症状の改善が結びつかないのでしょうね。

この方の口は、ずっと開いたままでした。無意識のうちに口が開いてしまって、せっかく出始めた唾液がすぐに乾燥していたのです。慢性的な口呼吸状態になっていたというわけです。

本人が意識的に口を閉じるようにしたところ、2週間で舌痛は消失し、舌の表面にこびりついていた舌苔もなくなりました。

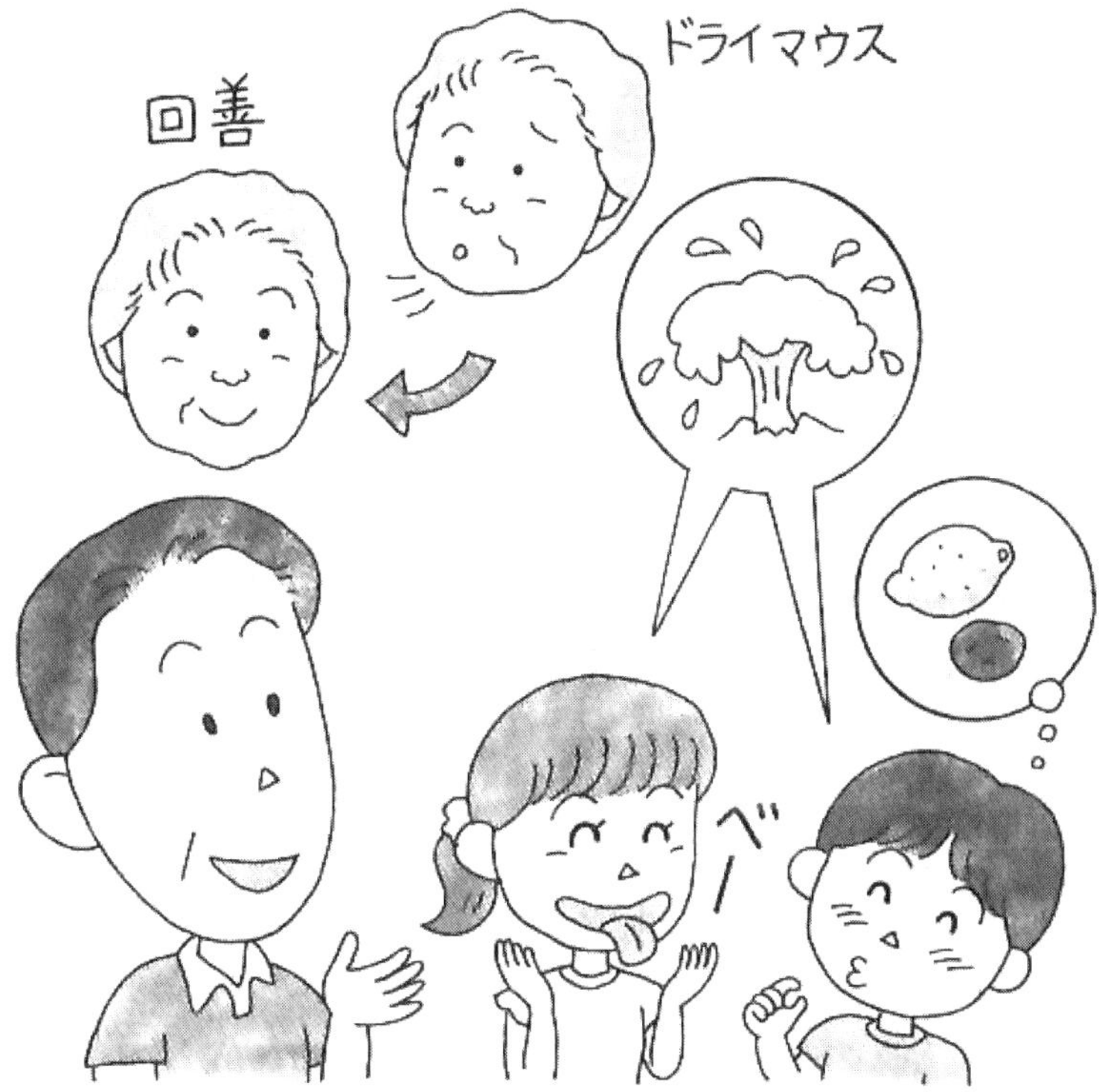

唾液の消毒で虫歯も治す

「でも、つばってなんだかきたないよね」

「つばには、ムチンという潤《うるお》いを保《たも》ってくれる物質《ぶっしつ》が含《ふく》まれているんだよ。それに…」

「それに？」

「ばいきんをやっつけるリゾチームやラクトフェリンといった物質も含まれているよ。さらに、ご飯《はん》を消化《しょうか》するアミラーゼという酵素《こうそ》など、体にとって大切な成分《せいぶん》も含まれているんだよ」

「でも、なんかきたないよねえ」

「自分《じぶん》のつばだったらそうでもないだろ。虫歯《むしば》も治《なお》してくれるかもしれないいんだよ」

「つばで虫歯が治るの？」

「小さな虫歯だったら、つばに含まれている虫歯菌《きん》を弱《よわ》める成分やカルシウムによって治ると言われているよ」

「じゃあ、どんどん出さなきゃ」

「そうそう、食事のときにしっかり噛《か》んで唾液をたくさん出そう」


唾液は、一日に1・5リットルほど分泌されます。口がぽかんと開いてしまうと、乾燥によって唾液の大切な働きが失われて、悪玉菌が口の中に繁殖し、虫歯や歯肉炎、口臭の原因となります。口をきちんと閉じると、見た目だけでなく体にも良いのですね。

口の中の乾きがない人は長生きするという研究結果も出ています。つまり、良く唾液を出せるような食事や生活習慣があると、病気にかからずに元気に一生を過ごせるというわけです。

15

顔面のゆがみと口呼吸

両側で噛むと美顔になる

「さぁ、ここにアーモンドがあります。二人《ふたり》とも食《た》べてみよう」

「カリカリ」

「どちらの側《がわ》の歯《は》で噛《か》んでいたかな」

「もうなくなっちゃった。考《かんが》えてなかった」

「じゃあ、もう一度《いちど》噛んでみようか」

「たっくんは、もう1個《こ》食べたかったからでしょ」

「うん、食べたい。カリッ、僕《ぼく》は左《ひだり》だ」

「あっ、私《わたし》も左の歯で噛むわ」


「いつもどちらの側の歯でよく噛みますか」と聞かれて、即答できる人はほとんどいません。噛み方と口呼吸には、どんな関係があるのでしょうか。

いつも噛むのは右？ 左？

無意識の行動というものは、知らず知らずのうちに体に変化を起こします。咀嚼《そしゃく》のとき、片方の歯でよく噛むことを「片側噛み」と言いますが、これも無意識の行動、つまり噛み癖の一つです。

顔には、表情筋や咀嚼筋といった筋肉がたくさん存在します。それらをまんべんなく使わず、偏《かたよ》った使い方をしていると顔にゆがみが生じてしまいます。

具体的に言うと、目の大きさ、まぶたの腫《は》れぼったさ、口角《こうかく》の高さが左右で違ってくること、さらには頬の膨らみ、ほうれい線の膨らみなどが顔の左右で違うことが挙げられます。

自分の顔を一度、鏡でじっくりご覧になってみてください。どうでしょうか。あらためてじっくり見ると、右と左とで違いがあるのではないでしょうか。

生まれたときには皆さん、顔は左右対称になっていますが、毎日の生活習慣によりわずかずつですが変わっていっています。そして知らず知らずの間に左右の非対称、つまりゆがみが「当たり前」になってしまっています。

鼻づまりがあると

実は、鼻疾患《びしっかん》で鼻づまりがある人は、片方の顎《あご》だけを使いがちです。例えば、左側は噛む方、右側の頬は空気を通す方、というふうにです。口が、食事と空気の通り道になっているのですね。

このように慢性的な口呼吸の人には、先に挙げた顔の変化がよく表れています。

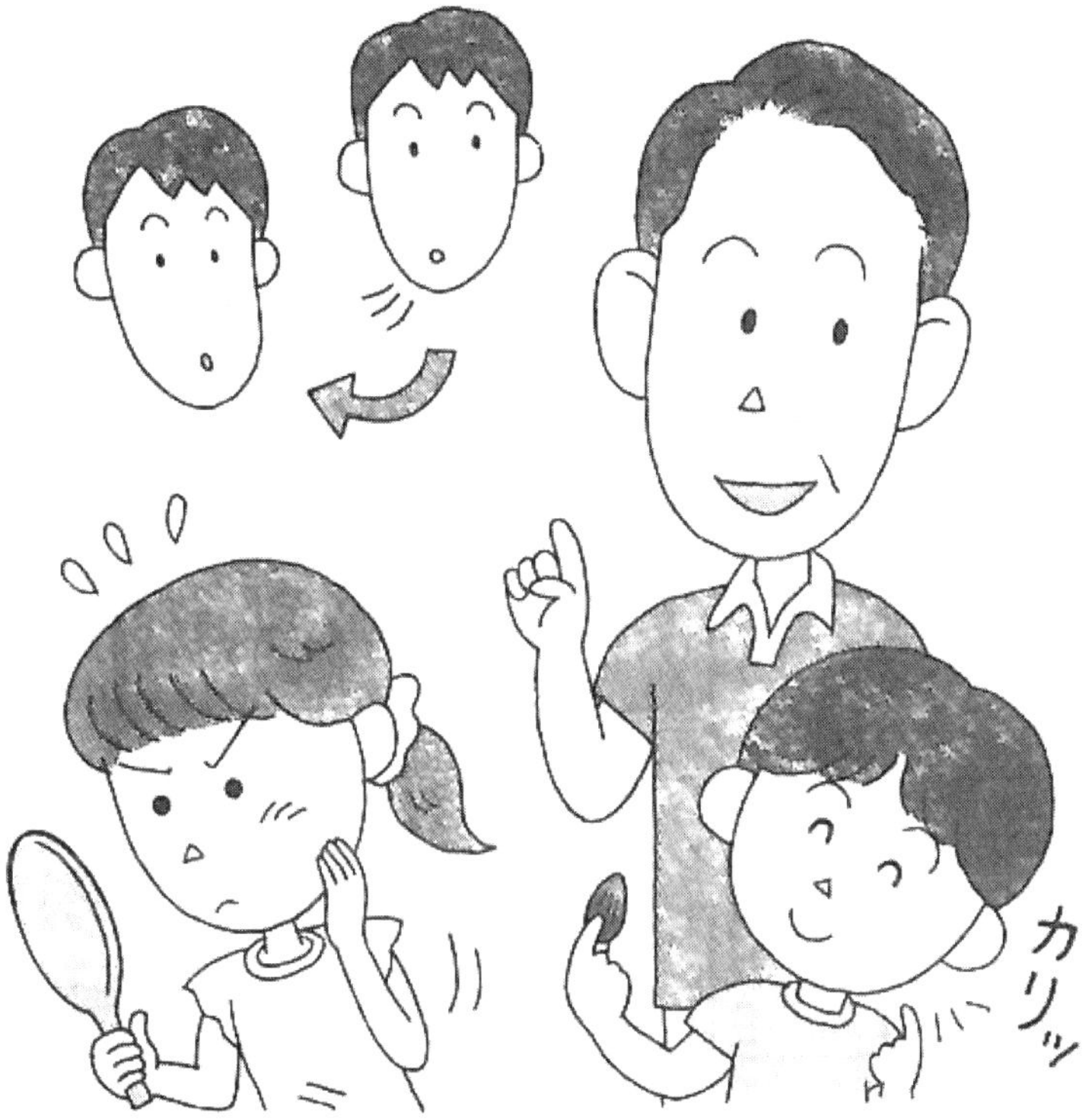

一方、パパさんの子どもたちのように、普段は鼻呼吸をしていても、噛み方が左右どちらかに片寄ってしまうと別の問題を引き起してしまいます。それが歯並びや噛み合わせに関するものです。

口呼吸のお子さんは、虫歯の問題だけでなく、歯並びも悪いのが常です。ですから、きちんとした矯正治療をしている歯科医院では、鼻呼吸への指導もしてくれます。

少し付け加えると、頬づえやうつぶせ寝も歯並びを悪くします。ちょっとした力でも、持続的にかかると顔をゆがませます。

口呼吸は姿勢にも影響

顔の非対称が進んでしまうと、胸鎖乳突筋という首筋の筋肉にも左右差が出てきます。そうなると首に不自然な傾きが生じ、よく使う方（噛む側）の筋肉が太くなり、そちらへ顔が傾いてしまいます。

また、口が開いてしまうと、より空気の通りを良くしようと顎先が上がってしまいます。これが、だらっとした姿勢を引き起こします。口呼吸の問題は、姿勢にも大きく関係していたのですね。

「二人とも噛《か》み癖《くせ》があることが分かったね」

「うん」

「両側《りょうがわ》の歯をまんべんなく使って噛むようにすると、ひーちゃんは美人になるし、たっくんはかっこよくなれるぞ」

「私、気《き》を付《つ》けていたつもりだったんだけどな」

「僕《ぼく》らの歯は、それぞれ形が違《ちが》うだろう。前歯《まえば》は噛みちぎる歯、奥歯《おくば》はすりつぶす歯という具合《ぐあい》に役目《やくめ》が違うんだね。今度《こんど》のご飯《はん》のときに確《たし》かめてみよう」

●免疫力アップ！呼吸にまつわるふか〜い話

16

体の冷えと口呼吸

冷えで免疫力が低下

口呼吸によって起こる体の変化は、形態異常と機能異常に分けられます。

形態異常とは、前回で取り上げた顔のゆがみや姿勢のかたむきの問題など体の形の異常のことです。

口呼吸による体の機能異常としては、ドライマウス、いびきや歯ぎしり、アレルギーなどの免疫異常が挙げられますが、さらには体の冷えにもつながります。

冷え症で悩む方は女性のみならず、男性にも多いものです。平熱が34度台という極度の低体温の人も見受けられます。

「二人《ふたり》はまだ小さいから、体の冷《ひ》えなんか感《かん》じたことないだろう?」

「うーん、寒《さむ》いときには冷えるね」

「そうだね。でも、夏《なつ》には冷えないだろう?」

「私の友達《ともだち》で、いつも寒い、寒いって言っている子がいるよ」

「ひーちゃんは六年生だから、そんな子たちがクラスにはいるだろうね」

「それと口呼吸《くちこきゅう》が関係《かんけい》ある?」

「そりゃ大《おお》いにあるよ」

私たちほ乳類のことを、恒温動物と言います。温血動物とも言いますが、体温を温かく保つことができます。これに対して、昆虫や虫類のことを変温動物と言います。体温が環境によって左右されるからです。

ほ乳類はケモノというほどに体が毛に覆《おお》われていますから、寒い時期は良いのですが、暑いと大変です。人間は汗をかいて体温調節をしますが、他の動物はうまく汗をかくことができません。ですから、何らかの方法で体温を下げる必要があります。

犬を例にとると、ハッハッハッと口を開けて、舌をだらりと垂らして体温を下げています（これはパンティングといって、口呼吸ではありません）。犬には汗腺《かんせん》がほとんどありませんから、汗の代わりに唾液を蒸発させることで、気化熱を利用して体温を下げているのです。舌は血流が豊富ですから、効率よく体を冷やすことができます。

動物園でじっくり観察すると、カンガルーは手首のあたりをぺろぺろとなめるしぐさをします。あれも、血流が豊富な手首に唾液をつけることによって熱を放散《ほうさん》しているのです。

口から体温が逃げていく

口呼吸の人は、犬のようにパンティングをしている状態ですか

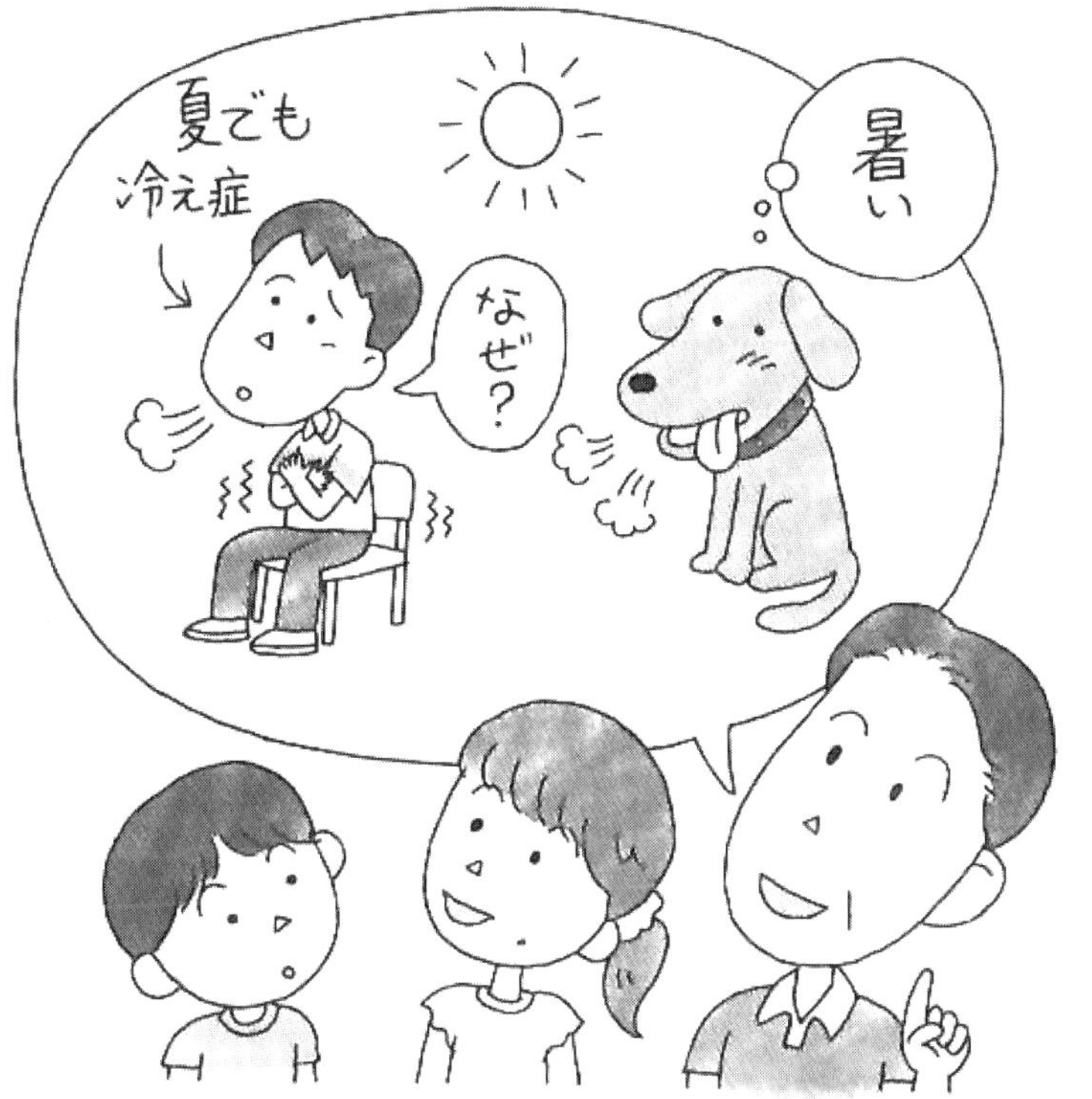

ら、体が冷えていくのです。体が冷えると、免疫力が低下したり、臓器の機能も衰えてしまいます。特に気管支は、粘膜上皮《じょうひ》がダメージを受けて、長引く咳《せき》の原因になったり、気管支ぜんそくを引き起こすことがあります。

口呼吸により口腔《こうくう》内が乾燥するとドライマウスになって、扁桃組織の防御力が落ちてしまいます。さらに体が冷えてますます体力を奪われていきます。そこに風邪でもうつされると肺炎になる可能性があるかもしれません。

口呼吸に良いところは何にもありませんね。私たちは努めて口を閉じておくように心がけたいものです。

体が冷えて万年風邪と悩んでいた86歳の女性が、しっかりと口を閉じるようになってからというもの、3年の間風邪を引くこともなく、元気に暮らしていると喜んで話してくれました。

冷え性とポカン口

「ひーちゃん、今度《こんど》、冷《ひ》えているって子たちの口元《くちもと》を見てごらん。ポカンと開《ひら》いていることが多いと思うよ」

「分《わ》かった。そしてそんな子は授業中《じゅぎょうちゅう》もだるそうなんだよね。あれも口呼吸《くちこきゅう》なのかな」

「そうかもしれないね。ポカン口《ぐち》は性格《せいかく》も変《か》えちゃうかもしれないからね」

口呼吸は、バケツに穴があいている状態です。そこからは水ではなく、空気がもれ出ているのです。そして、空気だけでなく、元気や、やる気といったものも、もれ出ているのかもしれません。

17 口呼吸を防ぐには？ その1

まずは、お口のチェック

3回にわたって、口呼吸によって体の形態異常や免疫異常が引き起こされることについて述べてきました。それでは、この「万病の元」である口呼吸は、どうやれば防止できるのでしょうか。

その前に、自分が口呼吸になっていないかどうかをチェックしてみましょう。

□いつも口を開けている
□口を閉じると、顎に梅干し状のしわができる
□食べる時、くちゃくちゃ音を立てる
□朝、起きたときに喉《のど》がヒリヒリする
□唇がよく乾く
□いびきや歯ぎしりがある
□口臭が強い
□たばこを吸っている
□激しいスポーツをしている
（『免疫を高めて病気を治す口の体操「あいうべ」』マキノ出版、から）


いかがだったでしょうか。これらの項目に一つでも当てはまるところがあったら、あなたは口呼吸をしている可能性があります。

ここ、大切ですよ。一つでも当てはまったら、です。このうちの二つとか三つとかではありません。一つでも、です。

そうなると、かなりの人が口呼吸だということになりませんか。

会話は口呼吸

私たちは口で言葉を発して会話をしていますが、会話は口呼吸です。ですから人間は、生まれながらにして口呼吸という間違った呼吸法を身につけている動物だと言えるのです。

ここでいう口呼吸とは、「吸う息か吐く息かのどちらか一方でも口から行うこと、さらに、いつも口をぽかんと開けていること」を指します。

この規定に従うなら、例えば、鼻から大きく息を吸って、口をすぼめてゆっくり吐いていくという呼吸法も、ヒト本来の呼吸法としては間違っていることになります。

ただし、そういう呼吸法が悪いと言っているのではありません。「今、自分は口呼吸をしている」という意識があれば、大丈夫です。なぜなら、このような意識的な呼吸法は、自分で自律神経をコントロールできる素晴らしい方法だからです。


「さて、二人《ふたり》はどうだったかな」

「私は、ぜんぜん当《あ》てはまらなかったわ」

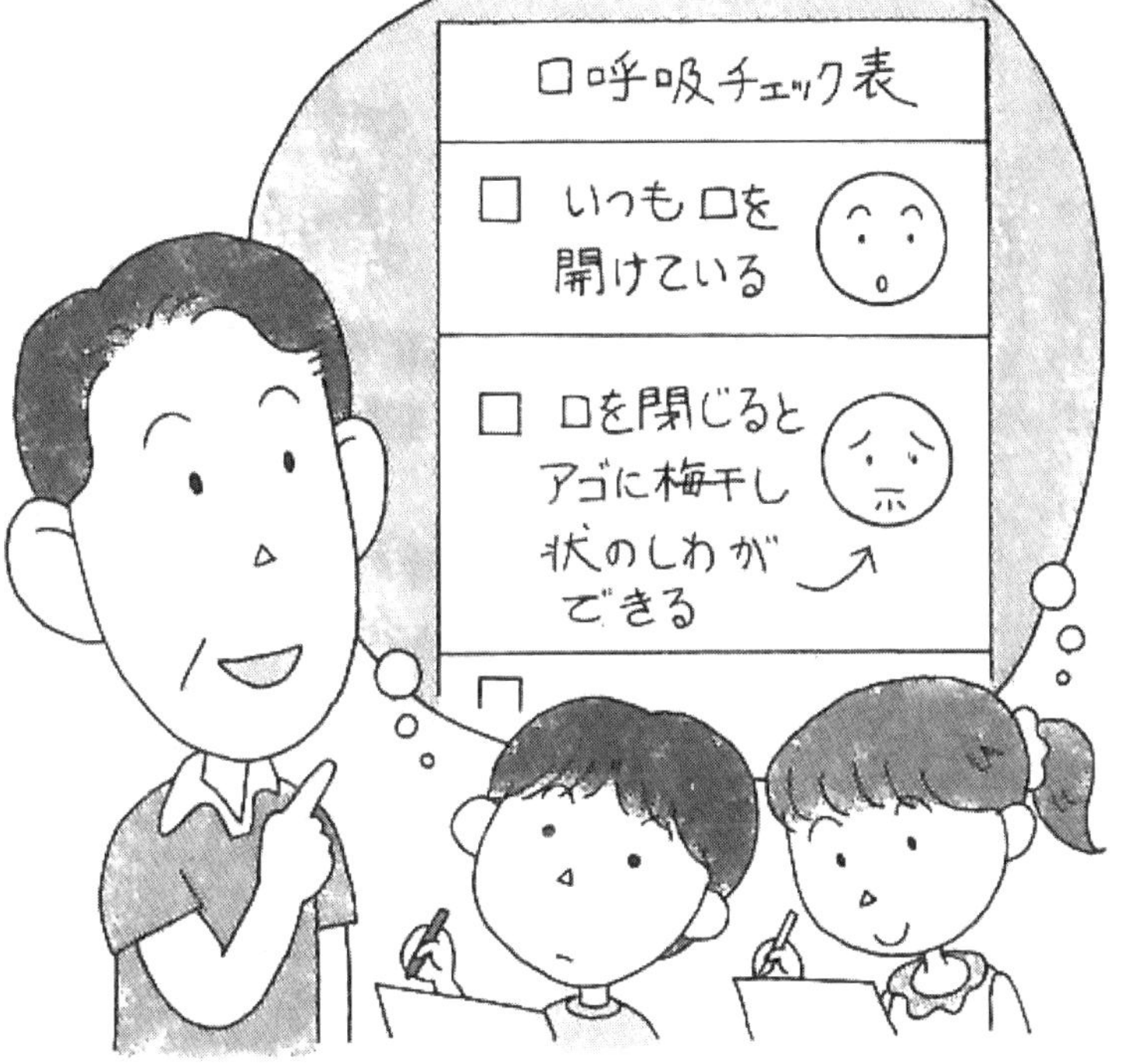
口呼吸チェック表
いつも口を開けている
口を閉じるとアゴに梅干し状のしわができる

「僕《ぼく》も、いびきはかかないし、口《くち》は臭《くさ》くないし。たばこも吸《す》わないから、大丈夫《だいじょうぶ》、口呼吸《くちこきゅう》じゃない」

「そうだね、二人はいつもパパから、お口をしっかり閉《と》じておきなさいって言《い》われているからなあ」

「でも、お友達《ともだち》には口がぽかんと開《ひら》いている子がたくさんいるわよ」

「そうだね、子どもたちの4割《わり》は口呼吸になっているという調《ちょう》査《さ》もあるよ。しっかりと教《おし》えてもらわないと、口呼吸の方が鼻《はな》呼吸よりも楽《らく》だから、どうしても口が開いてしまうよね」

「自分《じぶん》でも気《き》が付《つ》かないうちにそうなっているから、こわいのよね」

おしゃべりも要注意

さて、あなたはいかがだったでしょうか。

よくおしゃべりをする人は、それだけでも口呼吸予備軍ですよ。ですから、必要なこと以外はしゃべらない方が健康に良いのかもしれません。でも、しゃべらないとストレスがたまってしまって、という場合もありますから、適度なおしゃべりが良いですね。みんなでワイワイとおしゃべりができるのも人間の特徴です。

ところで、いびきや口臭などは自分では意識できないもの。そして、他人からも指摘されにくいものです。ですから、家族から指摘されるようなら、もうかなり重症な口呼吸だと思った方がいいでしょう。自分は大丈夫と思った人も、「ひょっとしたら…口呼吸かも」と思うくらいがちょうど良いですね。

実は、口呼吸かそうでないかを判断する、もっと簡単な質問があるのです。

●免疫力アップ！呼吸にまつわるふか～い話

18 口呼吸を防ぐには？ その2

「寝たきり舌」になっていないか

前回は、体に悪影響を与える口呼吸のチェックの仕方でした。

「二人《ふたり》とも口呼吸《くちこきゅう》じゃなかったね。まあ、いつもパパの話《はなし》を聞《き》いている二人が口呼吸だったら、パパの立場《たちば》もないからね」

「まだ、質問《しつもん》が残《のこ》っていたんじゃない」

「そうそう、口呼吸かそうでないかを、簡単《かんたん》に見分《みわ》ける質問だったね」

舌先はどこにある？

それでは質問です。皆さん、軽く口を閉じてみてください。そのときに舌先は、どこに当たっていますか。

1　前歯の裏
2　上顎《うわあご》についている
3　わからない

さて、いかがでしょうか。恐らく1番の、上か下の前歯の裏、という答えが多いのではないかと思います。

調査でも、1番が9割です。ところが、1番は間違い！

3番の人も、間違いと思った方がいいでしょう。

正解は、2番です。

2番以外の人は、「低位舌《ていいぜつ》」と言って、舌位置《ぜついち》が低下しています。高齢者の場合は、すでに舌が〝寝たきり状態〟になってしまっていると思ってください。飲み込みが悪くなってむせたり、唾液が出にくかったりという症状は出ていませんか？

これらの症状は飲み込む筋力の低下でも起こりますが、〝寝たきり舌〟（低位舌）の症状でもあるのです。

赤ちゃんのときは、ほとんどが2番です。ところが徐々に1番の割合が増えてきて、成人を過ぎるころになるとほとんどが低位舌になってしまいます。

この低位舌ですが、正確には口呼吸ではなく、口呼吸予備軍です。しかし、これからいろいろな問題が起きてくるかもしれませんから、要注意です。

歯の根元から1センチ

それでは正しい舌位置《ぜついち》をとる練習をしてみましょう。方法は二つ。まず最初のやり方です。

口を軽く閉じた状態で、上の歯の裏を舌先で触ります。そのまま舌先を上顎につけた状態で、喉《のど》の上奥の方へゆっくりと引いてきます。ザラザラした歯茎（ちょっとくすぐったい）を通り過ぎると、すっと上の方へ舌先が移動していきます。その部分が正し

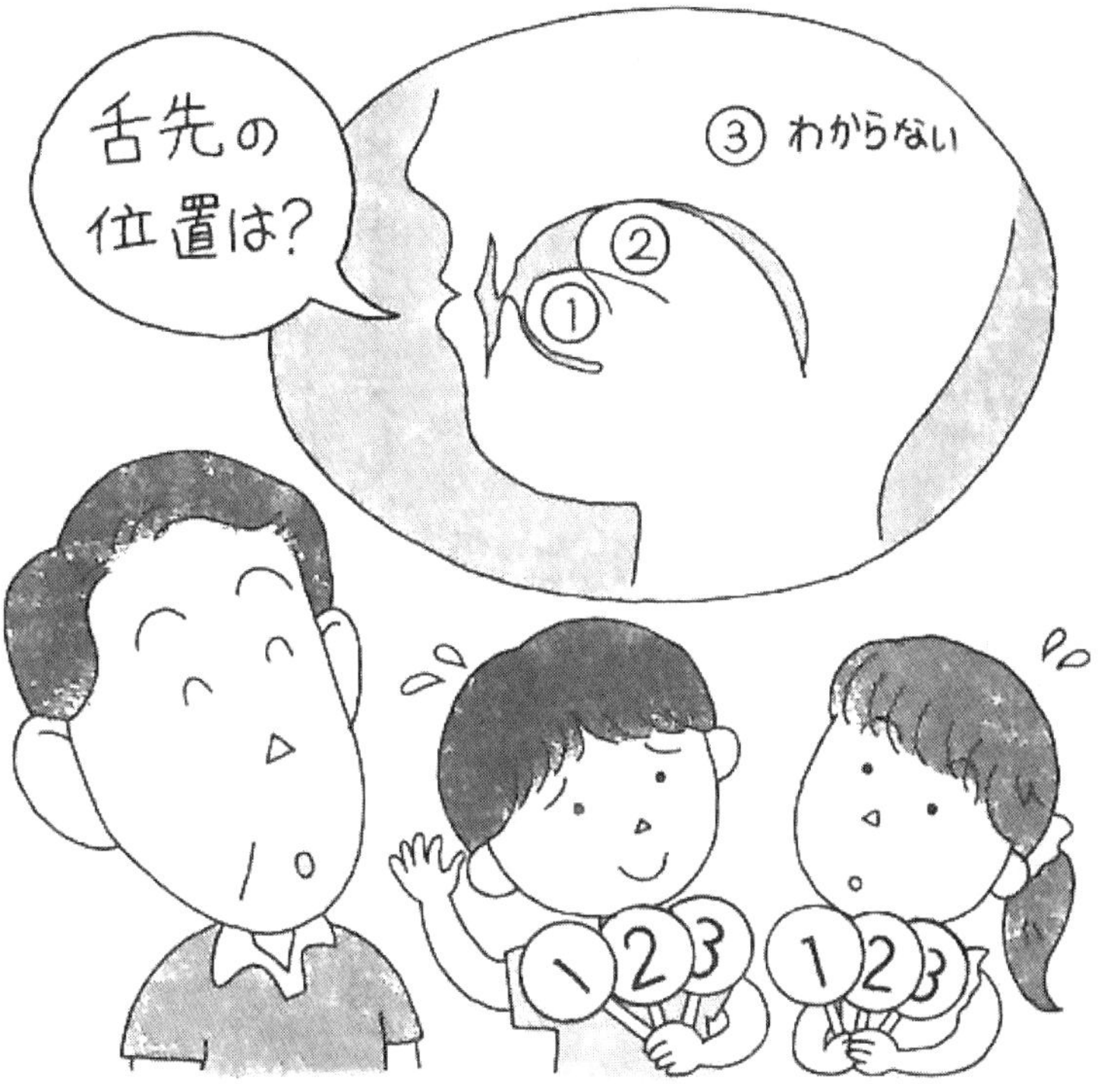

い舌位置です。歯の根元から1センチくらい後ろです。

次のやり方。

口を軽く開いて、舌でタン、タンと音を立ててみてください。そのときに、最初に当たるところが正しい舌位置。

どうでしたか？　最初の質問で、２番と答えた人も、「あれっ、違っていた」と驚かれたかもしれません。

この舌位置のわずかな違いが、元気に暮らすことができるか、そうでないかの分かれ道になる場合があります。病気のもとって、気が付かないところに隠れているものですね。

それでは、舌位置が改善すると口呼吸でなくなって病気にかかりにくくなるのでは、と思う人もいるかと思いますが、実はその通りなのです。

その舌位置を改善する方法が、今から話をする「あいうべ体操」です。あいうべ体操は、舌位置を改善して口呼吸を鼻呼吸に変えていく顔の体操です。口を大きく、あ、い、う、と動かして、最後に舌を、べー、と伸ばすだけです。簡単ですが、毎日くり返しおこなうことで顔の筋肉や舌の筋肉を鍛えることができます。

「やっと、あいうべ体操《たいそう》が出てきたね」

「読者《どくしゃ》も、初《はじ》めは呼吸《こきゅう》のちょっと難《むずか》しい話《はなし》ばかりで退屈《たいくつ》だったかもしれないわね」

「いきなり、あいうべ体操を紹介《しょうかい》するよりも、生きるために必《ひつ》要《よう》な酸素《さんそ》の正しい取《と》り込《こ》み方を知っていると、間違《まちが》った場合《ばあい》の悪影響《あくえいきょう》が分《わ》かりやすいからね」

それでは次回から、あいうべ体操を詳しく紹介していきましょう。

19

正しい舌位置で鼻呼吸に変える

あいうべ体操を学ぼう

あいうべ体操とは、舌位置《ぜついち》を改善して口呼吸を鼻呼吸に変えていく、顔の体操のことです。

それでは、やり方を詳しく説明しましょう。

まず、「あ」。口を大きく開いて「あー」と言います。下顎《したあご》をより下側に引くようにするといいでしょう。口を開けたときに、あごがガクッと鳴るような場合は大きく開かなくても構いません。

次は、「い」。唇を横にぐっと開きます。口角《こうかく》の高さが左右同じになるように、そして真横あるいは少し上方に引いてください。首に筋が入るほどに張ると、より効果的です。

そして、「う」。唇を丸く「うー」と突き出してください。唇を内側に絞るのでなく、タコのように前に突き出してください。

最後は、「べー」。ベロを下の方に思い切り伸ばします。慣れてきたら、前、横、上など、いろいろな方向に伸ばしてください。

1分間に約10回、大げさにやること

この四文字を1セットとして、4〜5秒で行います。1分間に約10回できることになりますから、食後に1分ずつやると一日30回はできます。

あいうべ体操をやるのに一番いい場所は、お風呂場です。周り《まわ》が乾燥していませんから口の中が潤《うるお》ったままできますし、人もいませんから思い切り口を動かすことができます。

いつもシャワーだからという人は、ちょっとした時間を見つけてやってみてください。

通勤、通学時、トイレの中、寝る前にもいいですよ。食事中にむせるという人は、食事前にやるとむせが少なくなります。

声は、出しても出さなくてもいいです。声を出した方がより多くの筋肉を動かすことになりますから、飲み込みの力などにも好影響なのですが、声を出せない環境もあると思います。

周りに人がいて恥ずかしいとか、クラスや職場のみんなでやるような場合には、女性は手で口を覆《おお》ってやってもいいでしょう。

とにかく運動ですから、大げさにやることです。最初は10回やるだけで結構疲れますし、表情筋や舌筋《ぜっきん》の〝筋肉痛〟を感じることもあります。

それでは続けて10回やってみましょう。ゆっくりと大きく、声は出しても出さなくてもOK。あいうべ×10回やりましょう。

正しい舌位置を知る

さあ、いかがでしょうか。結構疲れましたね。軽く口を閉じる

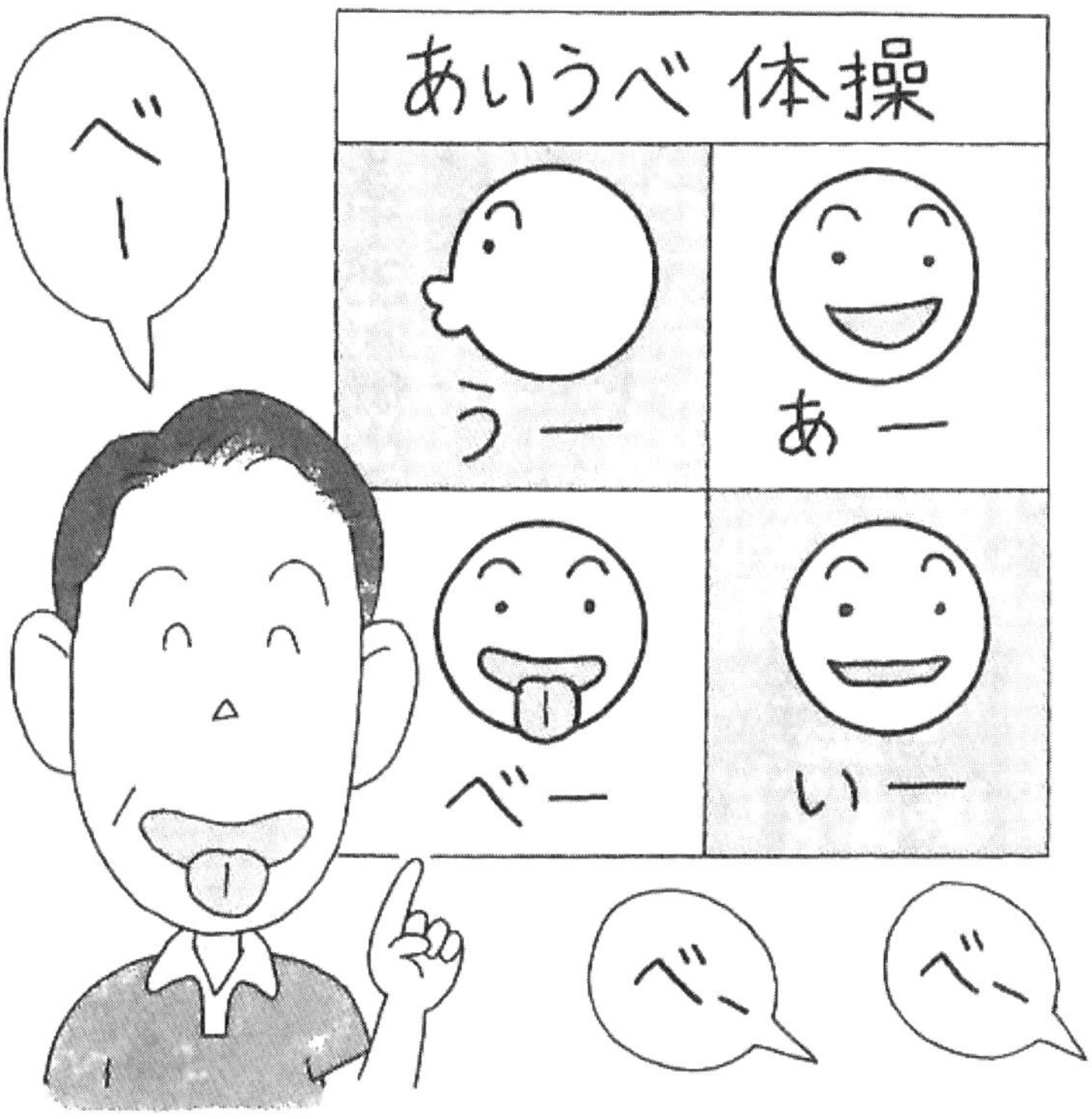

と舌位置が上顎についていることが分かると思います。それが正しい舌位置です。

舌位置をそのままに、口を開けて息をしてみてください。鼻呼吸しかできないことが分かると思います。

口呼吸か鼻呼吸かの分かれ目は、やはり舌位置だったのですね。

健やかな睡眠にも

いびきをよくかく人や眠りの浅い人は、さらに寝る前にあいうべ体操を10回やってください。続けると、入眠しやすくなったり、いびきをかかなくなったりします。

健やかな睡眠は、一日の生活の質を大きく改善します。あいうべ体操は、睡眠にも関係しているのです。

あいうべ体操をまとめてみましょう。

あ　口を大きく開く
い　口を横に開く
う　唇を前に突き出す
べ　ベロを下に突き出す

あいうべの四文字で4～5秒、1分間に10回のペース。一日30回が目標です。

それでは、あいうべ体操で具体的にどんな病気の症状が改善するかを、症例を通して見ていきましょう。

20

あいうべ体操で改善した症例
その1　あアレルギー

ぜんそく発作がピタリと改善

花粉症や気管支ぜんそく、アトピー性皮膚炎などのアレルギー性疾患は、年々増加傾向にあります。

この病気は、アレルギーを起こす物質＝アレルゲンに対して体が過剰反応を引き起こした状態で、なぜそのような反応が起こるのか、その原因は不明とされています。

このアレルギーは口呼吸で起こる代表的な疾患です。

アレルギーと口呼吸

「たっくん、友達《ともだち》のヒロくんはゼンソクだったね」

「うん、ときどき学校を休むんだ」

「ゼンソクの発作《ほっさ》で息《いき》ができないというのはまさに命《いのち》にかかわる問題《もんだい》だから、とても苦《くる》しいんだ」

「ヒロくんは普通《ふつう》は何《なん》ともないんだけどね」

「普段《ふだん》は薬《くすり》が効《き》いているんだろうね」

「パパのところでは薬をやめていくんだよね」

「そうだね。ゼンソクの治療《ちりょう》も、まず口呼吸《くちこきゅう》をやめていくことが始《はじ》まりだね」

Sさんは小学四年生。でも、あちこち遊びに出かけることができませんでした。週に2、3回は救急外来に駆け込むほどの気管支ぜんそくの患者だったのです。抗アレルギー薬やステロイド（副腎皮質ホルモン）吸入薬などを処方されていました。

それでも、ちょっとしたことで発作を起こしてしまうので、家族旅行もままなりません。思いあまった母親と一緒に受診しました。

Sさんには慢性鼻炎もあり、ハウスダストとダニのアレルギー反応もありました。母親は掃除することにとても疲れており、ぜんそくで苦しんでいる娘を見ると何ともやりきれない気持ちになると話しました。

ちょっとしたことから口呼吸に

さっそくSさんを診察してみると、ぽかんと口が開いていました。

風邪やちょっとした鼻炎をきっかけに、口呼吸になってしまうお子さんは少なくありません。Sさんも初めはそんな理由だったのかもしれません。それから慢性的な口呼吸になってしまい、気管支ぜんそくを発症したとも考えられました。

口呼吸の癖を直して救急外来に駆け込むことだけでもなくなればと、Sさんは受診したその日からお母さんと一緒にあいうべ体

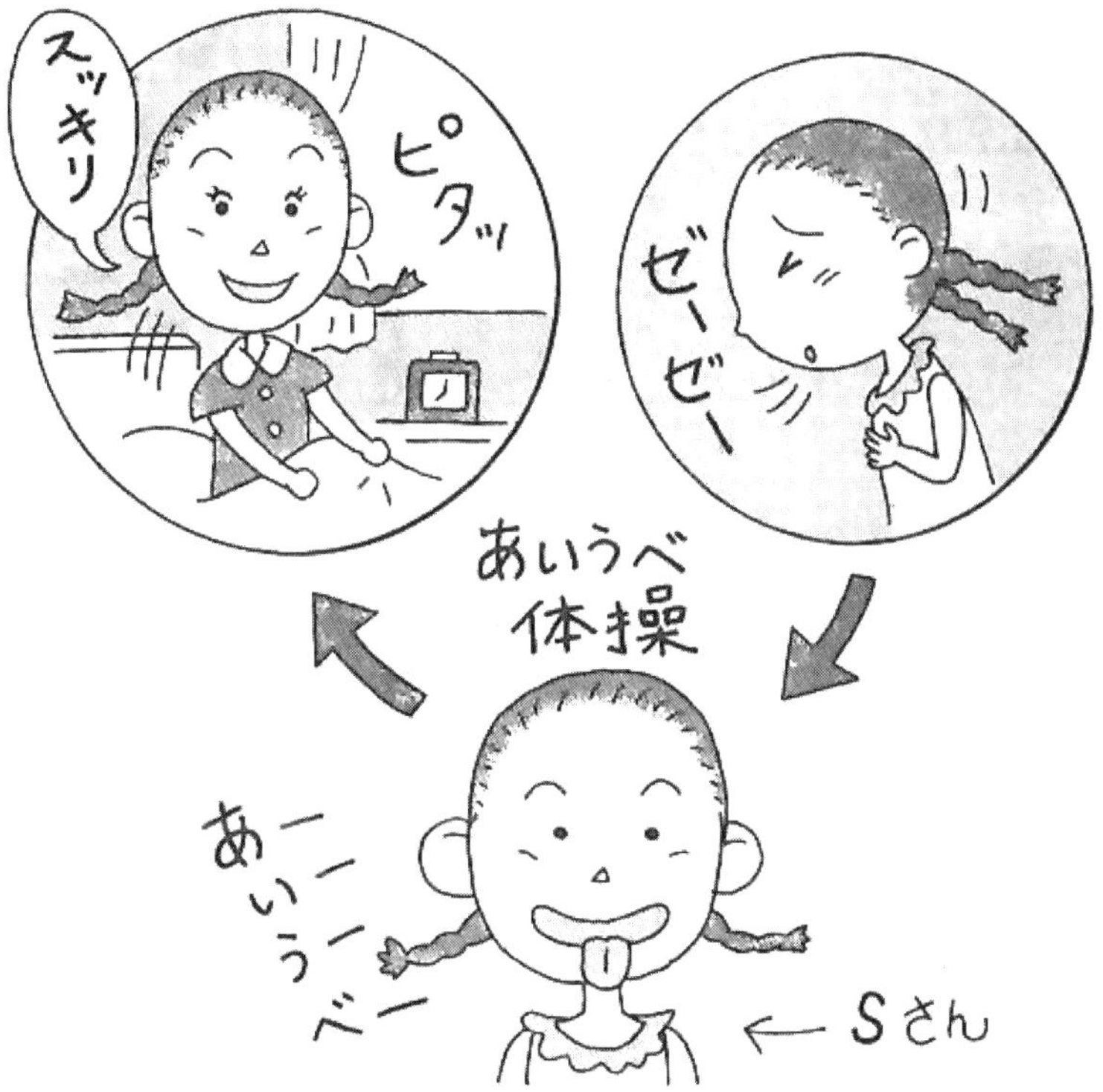

操を始めました。

不思議なことに、翌日からぴたりとSさんのぜんそく発作が起こらなくなりました。それまで日課のように駆け込んでいた救急外来を受診することがなくなったのです。

さらに、風邪を引くこともなくなりました。ぜんそくは風邪をきっかけに悪化することも少なくありませんから、これも良い変化でした。

あいうべ体操を始めてから一年がたち、Sさんは五年生になっていました。その間、1回の救急外来の受診もなく、なんと吸入薬も必要なくなっていました。無理だろうとあきらめていた六年生の修学旅行にも無事参加できて、今では遠くに家族旅行することもできるようになりました。

「ヒロくんも、あいうべ体操《たいそう》をまずやってみると良《よ》いことが起《お》きるかもしれないね」

「うん、ボクが教《おし》えてあげるよ。ヒロくんと学校で遊《あそ》べた方《ほう》がいいからね」

「あいうべ体操に取り組んだ小学校ではインフルエンザが激減《げきげん》したという調査《ちょうさ》もあるんだ。鼻呼吸《はなこきゅう》はカゼ予防《よぼう》にもいいんだよ」

アレルギー疾患*では、口呼吸の癖がないか確かめることがとても大切です。あなたはいかがですか?

*食物アレルギーは鼻呼吸では改善しませんので、くれぐれもご注意ください。

21

あいうべ体操で改善した症例
その2 ⓘインフルエンザ

鼻は天然のマスク

「インフルエンザの予防には、うがいと手洗い」と長い間言われてきましたが、もっと簡単な予防法があります。それが鼻呼吸。

「パパが講演《こうえん》に行った小学校で、あいうべ体操係《たいそうがかり》というのをつくって、毎日《まいにち》あいうべ体操を続《つづ》けたところがあったんだよ」

「ボクのとこはないよ」

「そうだねえ、パパはまだ講演したことないからな」

「どうして、あいうべ体操係がいるの」

「みんなカゼで学校休みたくないだろ。あいうべ体操はカゼの予防《よぼう》にもなるんだ」

かぜで休む子どもが激減

福岡県のある小学校では、全校児童であいうべ体操に取り組んだところ、その年のインフルエンザの罹患《りかん》率が激減しました。例年は20％前後で推移していたものが、取り組んだ年は6％。

岐阜県の小学校では、冬時期の欠席日の総数が２００日を超えていたものが30日に激減。周りの小学校から、「どうしたのか」と問い合わせがくるほどでした。

両校とも、あいうべ体操を毎朝、児童の登校時に行い、舌位置を改善して正しい鼻呼吸生活を送ることができるようにしたからです。

風邪をよく引くという人を観察すると、口が開いていることに気がつきます。また、マスクをしている人も、マスクの下で口が開いていることが多いものです。

マスクをしていると、気道抵抗が上がって鼻呼吸がしにくくなります。だから、どうしても口呼吸をしがちになるのです。実際、マスクをしている人にたずねると、そのほとんどが口呼吸をしています。本来鼻が担うべき天然のマスクとしての機能が、マスクをすることによってかえって邪魔されているわけです。

マスクの編み目

ところで、マスクも空気を通さなければなりませんから、マスクには小さな編み目がたくさん空《あ》いています。

「マスクの編《あ》み目の大きさを自動車《じどうしゃ》が走《はし》る道路《どうろ》のトンネルくらいだとすると、インフルエンザなどの風邪《かぜ》ウイルスはどのくらいの大きさだと思う？」

1 自動車
2 人間《にんげん》

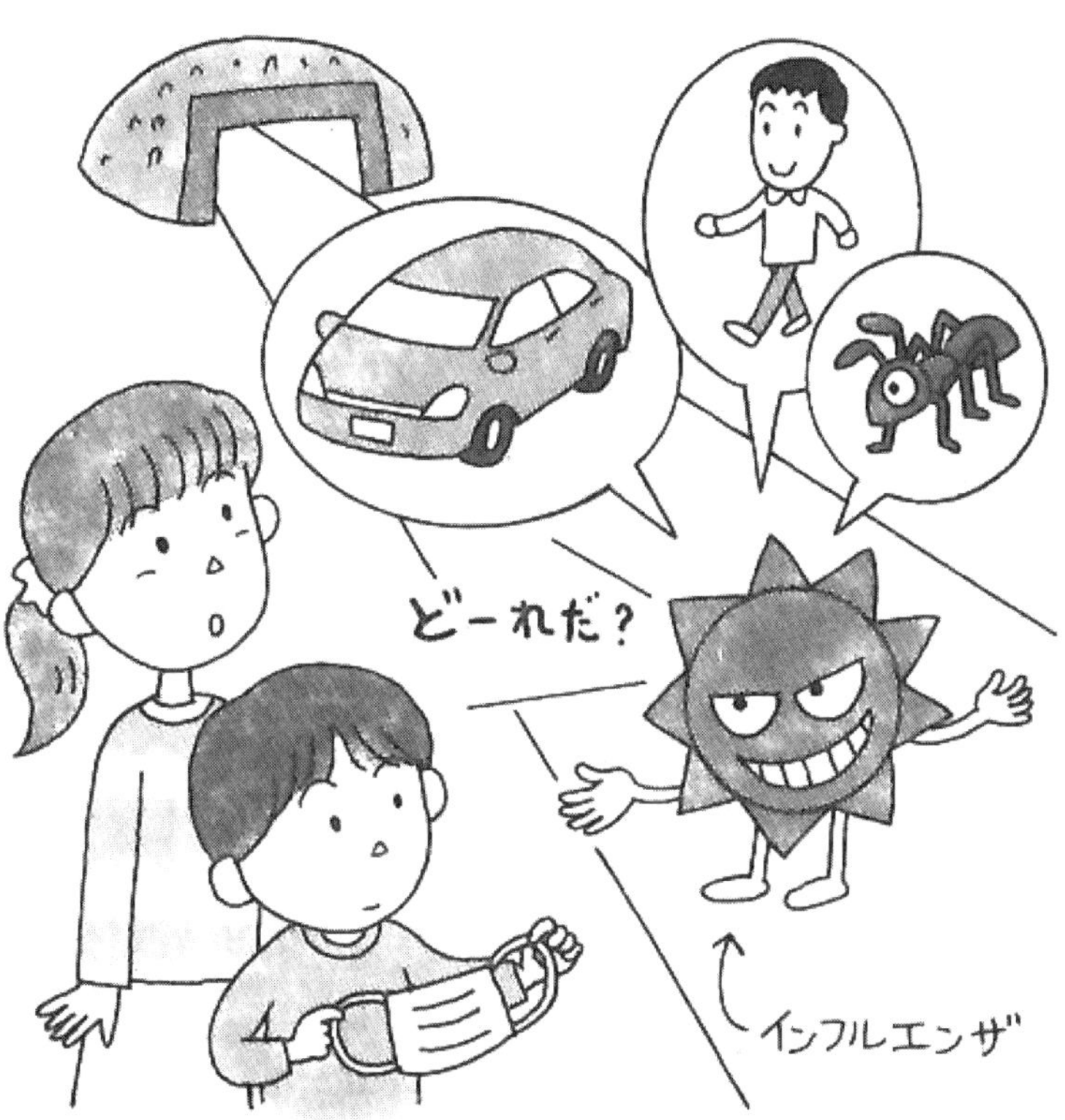

3　アリ

「この中からだと、どれだろう？」

「じゃあ、ボクは人間」

「私《わたし》は知っているわ」

「さすがお姉ちゃんだね、では何《なに》？」

「アリよ」

「そう、風邪《かぜ》ウイルスってそれくらい小さいものなんだね。もちろん、ちりや水滴《すいてき》に付いたウイルスはマスクで取《と》り除《のぞ》くことができるけれど、マスクの編み目と風邪《かぜ》ウイルスの大きさを比《くら》べたら、とてもじゃないけれど防《ふせ》ぐことはできないんだよね」

口閉じで鼻を有効活用

どうしてもマスクをしないと不安という人は、マスクの下の自分の口がしっかりと閉じているか確認することです。

また、就寝時のマスクも要注意です。マスクをしているのに、起きたときに口がからからになっていることがあります。そんなときはぬれマスクです。マスクの鼻に近い方をすこし水で湿らせておくと、空気をいくらかでも加湿することができます。

マスクは有用ですが、万能ではないことを知ってください。

人類の歴史は20万年、風邪ウイルスは２００種類あると言われます。長い人類の歴史のなかで、風邪に対して最前線で防御してきたのは鼻です。私たちの鼻には、これらウイルスに対する防御策がちゃんとなされているのです。これを有効活用することによってインフルエンザの感染防止ができるのです。

鼻呼吸で風邪予防、インフルエンザ予防ができるということは驚くに当たりません。

22

あいうべ体操で改善した症例
その3 ㋒うつ病

健全な精神は健全な呼吸から

「うつは心の風邪」とも言われますが、何年も引き続ける風邪というのは珍しいですね。

うつの原因は、脳内ホルモンが原因だと長らく言われていましたが、そうでもなさそうだとの意見も多くなってきました。幸せホルモンといわれるセロトニンが脳内で増えても、すぐには気分が変わらないのです。また、軽症や中等度のうつには、薬はあまり効果がないということも判明しています。

口の炎症が脳にも〝飛び火〟

では、何がうつの原因なのでしょうか。最近注目されているのは、脳の慢性の炎症です。長引く炎症が脳を攻撃しているというわけです。11回目で取り上げた「病巣疾患《びょうそうしっかん》」のことですね。

口呼吸で口の中に慢性炎症ができると、それが遠因となって脳の炎症につながります。そればかりか、熱や水分のリサイクルシステムを備えていない口呼吸は、それだけで体力、気力を知らず知らずのうちに消耗させていきます。

大学生を対象にしたアンケート（調査）結果があります。普段から口呼吸をしている学生と鼻呼吸をしている学生を比較すると、口呼吸の学生の方が抑うつ度合い、疲労感ともに高いという結果でした。また、口を普段しっかり閉じているか、ぽかんと開いているかで比較しても、同様の結果でした。

昔の研究では、口呼吸の子どもは学力、集中力、視力が悪くなっていた、という結果が残っています。

このことから分かるのは、呼吸経路のわずかな違いが、体どころか精神にまで影響を及ぼすことがあるということです。口呼吸が慢性のストレスとなってうつを発症しているとしたら、それに抗うつ薬を投与しても治療にならないことが分かると思います。

全身運動の爽快感にも匹敵

口を閉じて、鼻呼吸を促すように呼吸を変えることが、うつ病治療になることもあります。

ハードワークがたたったのか、うつ病と診断され、職場を辞めて実家へ戻ってきたという若者がいました。投薬治療を受けていても症状が改善しない、やる気が起きない、体が動かない…と訴えます。そこで、彼にあいうべ体操を指導しました。

うつ病は、体を動かさないこともその原因の一つです。唇や表情筋を動かすと、顔面、首回りの血流が改善し、温かくなると同時に、脳の運動野という部分も刺激され、全身運動をしたかのような爽快感を得ることができます。

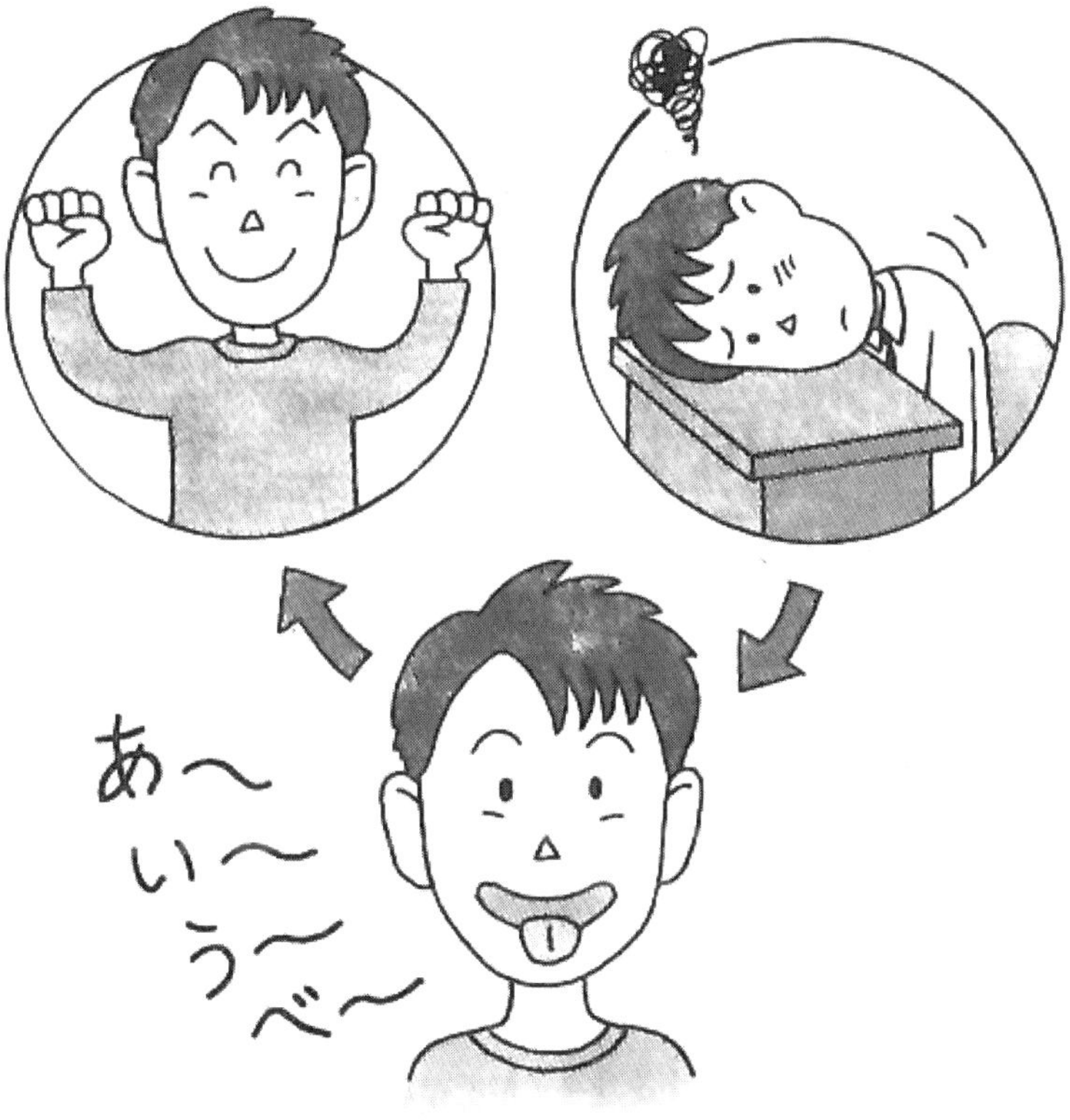

彼は一カ月間、毎日あいうべ体操を30回続けました。それくらいしか体を動かすことができなかったのです。

一カ月後の受診時、彼の目には力が出てきていました。なんとアルバイトを始めたというのです。そして、抗うつ薬の服用もやめていました。

彼の場合は、激務による慢性疲労から、ため息、口呼吸になってしまったことが原因だったのでしょう。

体、行動を変える方がかんたん

皆さんの周囲に元気のない人がいたら観察してみてください。口をぽかんと開けていたり、ため息をついていることが多いのが分かります。だからますます元気がなくなっていくのです。

人間は、目には見えない心と見える体が、密接に結びついています。うつのような病気のときに心を変えていくのは容易ではありません。体、行動を変えていく方が簡単です。

シャンとした姿勢で気持ちを引き締める、ボクサーのファイティングポーズをとってみる、大の字に寝そべってリラックスする…など、体の変化が心に与える影響は大きいのです。心の病気のときこそ、体に目を向ける必要があります。

頑張りすぎないことも大切ですが、頑張らないと明日からの生活に困ってしまうという人もいるでしょう。そんなときは、体を休めることと同時に、ストレスに立ち向かえる気力を徐々に付けていくことも同じように大切です。

でも、気持ちを強く持たなきゃ、と深刻に考える必要はありません。まず舌位置《ぜついち》を戻し、鼻呼吸を心がけてみてください。

健全な精神は健全な呼吸に、そう、鼻呼吸にこそ宿ります。

●免疫力アップ！呼吸にまつわるふか〜い話

23

あいうべ体操で改善した症例
その4　（べ）便秘

口の動きが腸を刺激

私が、あいうべ体操を患者さんの指導に導入し始めてから、一番驚いたことは、痔《じ》が治ったという人が続いたことです。

痔が改善した人も

口と痔とどんな関係があるのか、当時は全く分かりませんでしたが、坐薬を使わなくてよくなったと感謝されたものです。どうしてこんなことが起きるのか、ちょっと考えてみましょう。

「おなかの手術《しゅじゅつ》をしたときに、ご飯《はん》を食《た》べてよい目安《めやす》になるのは何《なん》だと思う？」

「おなかがすくこと」

「やっぱり食べたくなることじゃないの」

「正解《せいかい》は、おならが出《で》ることなんだ」

「おなら？」

「そう。おならが出るということは、腸《ちょう》がしっかり活動《かつどう》を始《はじ》めたよ、ということだよ」

「おなら、かー」

「じゃあ、おならを早く出すためにどんなことをしたらいいだろうね」

1　空気《くうき》を飲《の》み込《こ》む
2　ガムをかむ
3　おなかをさする

「うーん、これは2しかないんじゃない？」

「そう、正解《せいかい》！　ガムをかむと、おならが出るのが早くなるんだ。口と腸は同じ消化器官《しょうかきかん》で口は腸の入り口だから、口を動《うご》かすと腸の動きまで良《よ》くなるんだね」

「そっかー、口とおなかはつながっているからなんだ」

力《りき》まずにスルッと

あいうべ体操では口を大きく動かしますから、腸に刺激を与えることができます。唾液の分泌も促して、飲み込み反射が起こります。食事や水の飲み込みに、蠕動《ぜんどう》運動という自動で体の奥へ奥へと送り込む働きがあります。逆立ちをして水を飲んでも大丈夫なのは、この働きがあるからですね。

蠕動運動は、食道、胃、十二指腸、小腸、大腸と続いていきます。入り口が動けば、全部が動き出すのですね。

ですから、あいうべ体操をして口を動かすことで便の出がよくなるのです。便の出がよくなると、排便のときに力《りき》まなくてもよくなりますから痔が改善していきます。これが患者さんから感謝

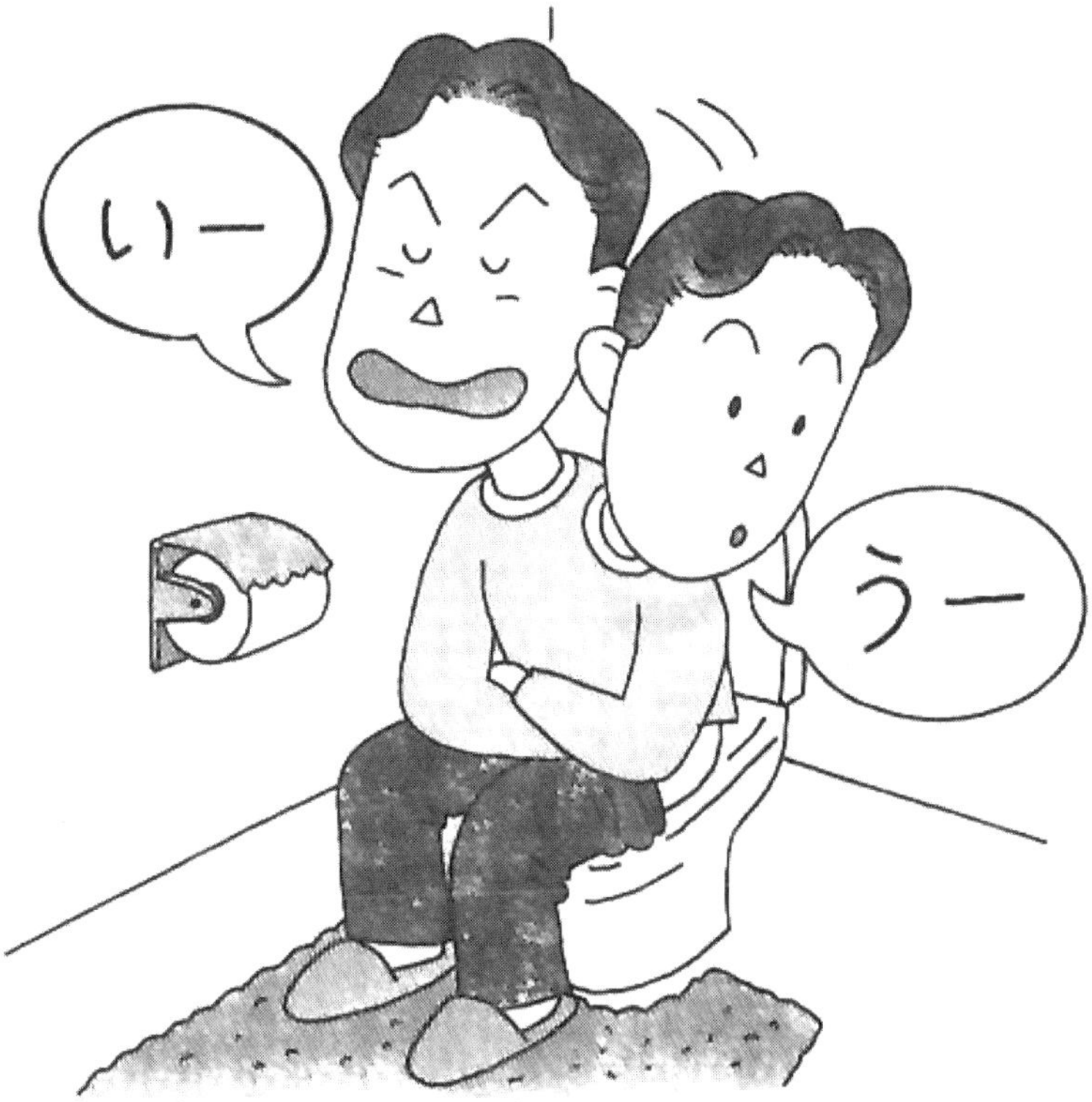

されたことの理由だったのです。

自分で自分の健康を取り戻す

おばあちゃんの診療に付き添ってきていた小学四年生の女子。便秘とアレルギー性鼻炎で1歳の時から投薬を受けていました。薬は4種類。胃薬、便秘薬、アレルギーの薬でした。これらを生まれてすぐの頃から飲み続けていたと言います。この子に、一日30回、あいうべ体操を頑張ってやってごらん、と助言しました。

次の診察のときに聞いてみると、毎日30回ではなく、60回やってみたそうです。そうするとなんと翌日から、それまで八年間飲んでいた薬が一切必要なくなり、鼻もすーっと通るようになったとのことでした。カサカサしていたお肌もスベスベになっていました。

さらに、六年生になるまで風邪も引かず、卒業式では代表してピアノ演奏ができました。あいうべ体操を始めてから、一度も病院にかからずにすむようになりました。

彼女にとって、自分で自分の健康を取り戻したという経験は、何物にも代えられない経験だったことでしょう。

その他にも、潰瘍《かいよう》性大腸炎に代表される炎症性腸疾患、交代性便秘を引き起こす過敏性腸症候群、胃炎や逆流性食道炎など、しっかりと口を動かし、噛む回数を意識することで改善していく場合があります。

口呼吸で口腔内が乾くと腸の動きが不活発になりますから、あいうべ体操を毎日続けて十分唾液を出すようにしてください。

頑固な便秘の人は、「いーうー」だけを5分間してみてください。次の日は、スルッとなるはずですよ。

24 大切な口呼吸対策 その1 まず「自分は大丈夫か」疑ってみる

人間は、しゃべるだけで口呼吸

ここでもう一度、あいうべ体操で改善した症例のおさらいをしてみましょう。

あ　アレルギー性疾患（気管支ぜんそく、花粉症、アトピー性皮膚炎など）

い　インフルエンザ（ウイルス性感冒、呼吸器系の病気）

う　うつ、うつ状態、パニック（だるい、倦怠感、やる気の欠如など）

べ　便秘（腸の病気、胃炎、大腸炎など）

いろいろな体の部位の病気が並んでいますね。

間違った呼吸をすると、間違った体ができ上がります。間違った食事を続けると、間違った体ができるのと同じです。

ところが多くの方の意識の中に潜んでいる間違いが、この理解を難しくしてしまいます。どういうことかというと、「難しい病気を治すには、難しい治療が必要」という間違いです。

そこには「難病というものは治らないから難病であって、簡単に治るものではない」という思い込みがあるのですね。

呼吸の間違いに気付こう

例えば、溝《みぞ》にはめて左右に引いて開《あ》ける引き戸しか知らない人がいたとしましょう。蝶番《ちょうつがい》などで前後に開閉する開《ひら》き戸の部屋に入ろうとしても、扉を開くことを知りませんから全く別の方向へ扉を動かそうとします。強く動かしても動きません。当たり前ですよね。しまいには壊してしまうかもしれません。ところが開き戸を知っている人は苦もなく、その部屋に入ることができるでしょう。

呼吸の間違いに気づいている人は、まだごくわずかです。私も、口呼吸でここまで体が悪くなるなんて思いもしませんでした。

口呼吸を治して、正しい鼻呼吸にしたから病気が治るのではありません。〝元の状態に戻る〟のです。けっして良くなるのではなく、普通に戻るのです。

あいうべ体操の目的は、口呼吸をやめて、人間本来の鼻呼吸に戻していくことです。口の体操ですが、その目的は正しい呼吸に戻すことです。

話す仕事の人は要注意

「口呼吸《くちこきゅう》を鼻《はな》呼吸に戻《もど》していくために一番大切《いちばんたいせつ》なことって何《なん》だと思《おも》う？」

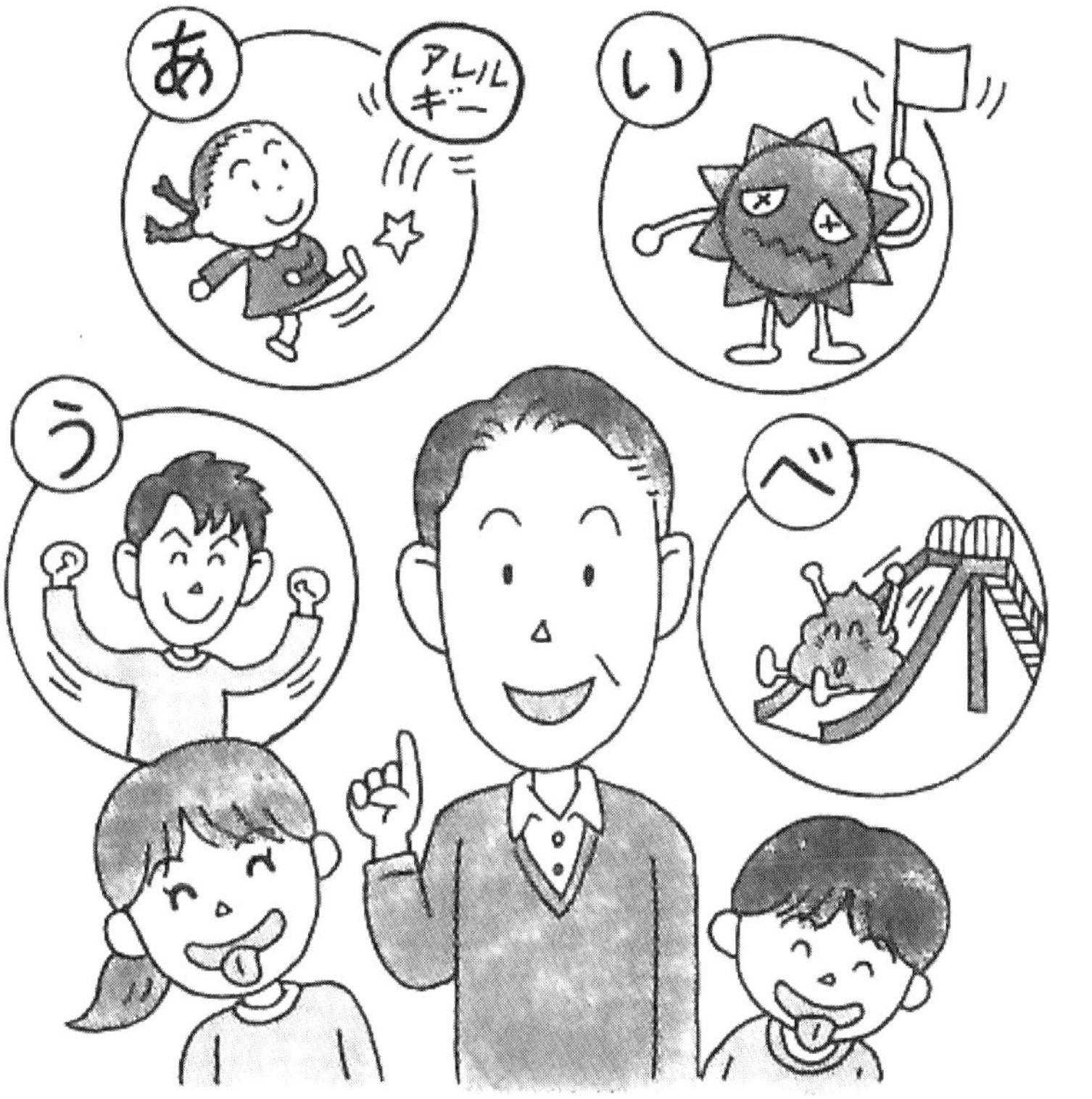

「あいうべ体操《たいそう》」

「ベロの位置《いち》じゃない？」

「二人《ふたり》とも正解《せいかい》。その上でだけど、もっと大切なことがあるとしたら…」

「う〜ん」

「答えは、自分自身《じぶんじしん》が口呼吸をしているかもしれないと疑《うたが》ってみることなんだよ」

「どうして？」

「多くの人が、自分は鼻呼吸している、自分は口を閉《と》じているから関係《かんけい》ない、と思い込《こ》んでいるんだ。でも、僕《ぼく》らは、しゃべるだけでも口呼吸だっただろう？　そう、普段生活《ふだんせいかつ》しているだけで口呼吸生活なんだ」

「そうね。たとえば、学校の先生なんか授業中《じゅぎょうちゅう》はずっと大きな声《こえ》で説明《せつめい》しているから、その間は口呼吸ってことよね」

「そう、その通り。しゃべる職業《しょくぎょう》の人は特《とく》に注意《ちゅうい》しなきゃいけないね」


私たちは、口呼吸に陥りやすい生活をしていますが、実際に自分が口呼吸だと認識している人はほとんどいません。「自分だけは大丈夫」という根拠の無い自信より、「もしかして自分は口呼吸しているかも」と疑ってみる姿勢が必要です。

日常のちょっとした生活習慣の間違いは、それが長期間にわたるからこそ体に大きな影響を与えます。

しゃべるとき、歌うとき、ため息をつくとき、ぽかんと口を開けているだけのとき…これらが病気の入り口となることがあるかもしれません。さらには、寝ているときのいびきなども口呼吸なのです。

●免疫力アップ！
呼吸にまつわるふか～い話

25

大切な口呼吸対策
その2　睡眠時はどうするか

口にテープでいびきピタッ

舌が上顎《うわあご》についた本来の位置にあると、口を開けたとしても人間本来の鼻呼吸になります。これが正しい鼻呼吸。

口を閉じたときに、舌先が歯の裏に当たっている状態を低位舌《ていいぜつ》と言い、〝寝たきり舌〟と表現することもあります。

起きているときは舌位置《ぜついち》に気を付けることもできますが、寝てしまうとそうもいきません。どうすればよいのでしょうか。

「パパはお酒《さけ》をたくさん飲《の》んだときなんかは、いびきをかくことがあるよね」

「いつもはいびきに注意《ちゅうい》と言っておきながら、恥《は》ずかしい限《かぎ》りだよ」

「いびきは、ベロがのどの方に落《お》ち込《こ》むからでしょ？」

「そうだね。寝《ね》ているときは筋肉《きんにく》の緊張《きんちょう》がなくなるし、お酒や睡眠薬《すいみんやく》で舌《した》がさらにだらりと落ち込むことがあるね」

「こればかりはどうしようもないわね」

「それをどうするかという話《はなし》だよ」

寝ている時のぽかん口

舌の根元は下顎《したあご》にありますから、重力に負けて口が開きやすくなってしまいます。その舌の筋力をつけるのに役立つのが、あいうべ体操でした。

寝ているときにいびきをかく人は多いものです。これがひどくなると睡眠時無呼吸症へと進み、日中の眠気、集中力低下、疲労感などといった症状が出てきます。

いびきをかいてるときの口はたいていの場合、開いているものです。もし、近くにそのような状態の人がいたら、開いている上下の唇を手で軽く閉じてやってみてください。それだけでいびきは軽くなります。下顎が上に移動したことにつられて舌が持ち上がり、気道の閉塞が改善するからです。

ということは、寝ているときも口が閉じている状態をつくることができればよいわけです。それを解決するのがマウステーピング（口テープ）です。これは寝ているときの口ぽかんを防ぐ方法として50年以上も前から実践されてきました。

睡眠時無呼吸症が消えた

方法は簡単です。幅1㌢ほどの紙のテープ（最近ではかわいらしいマスキングテープもあります）を、上下の唇を合わせるように、縦に1枚軽く貼るだけです。これで睡眠時の無呼吸回数が半分以下になることもあります。

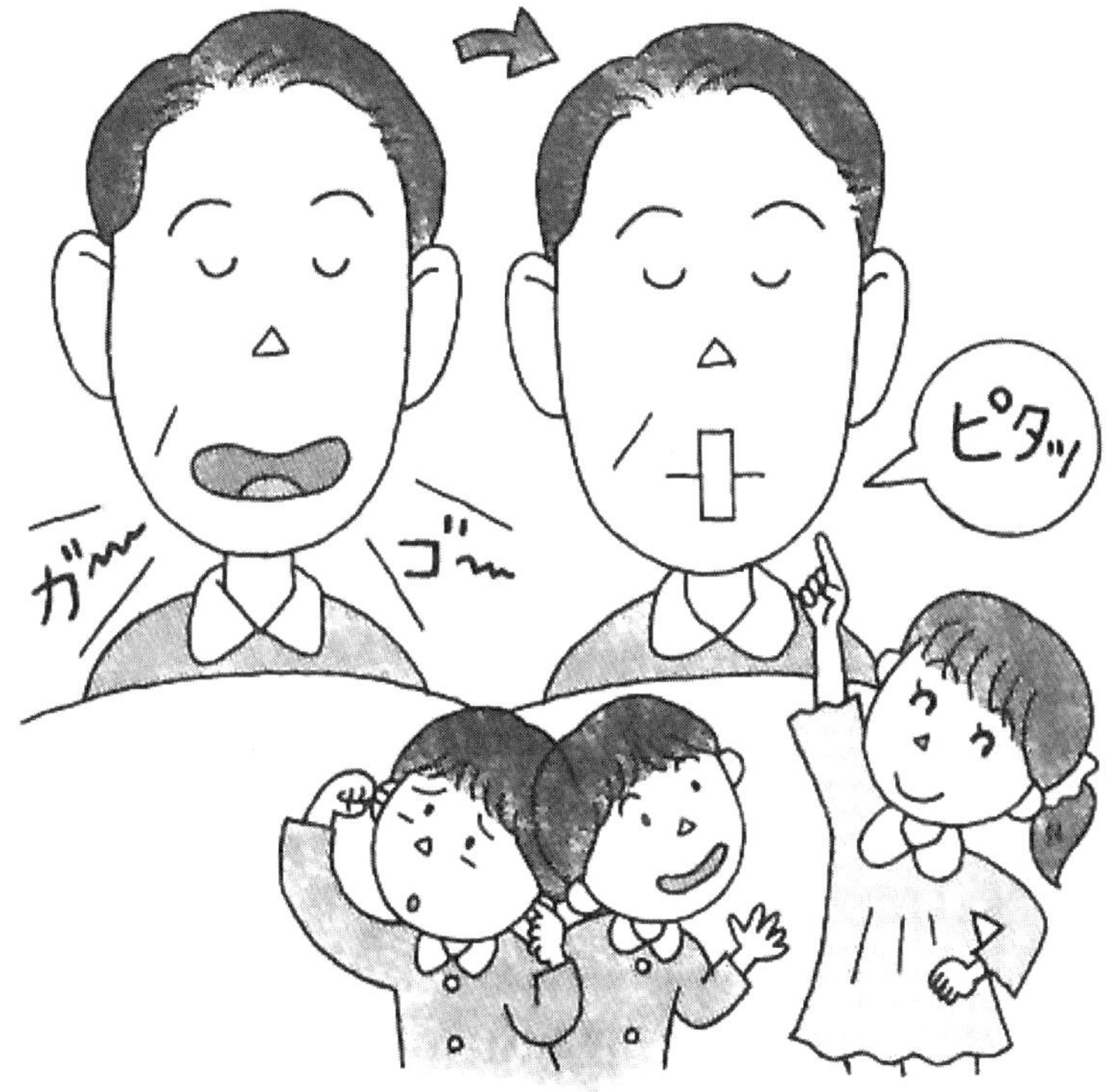

極度のだるさをかかえていた40代の女性。調べてみると睡眠時無呼吸症と診断されれました。無呼吸の回数は1時間に15回程度。マウステーピングを行うと9回にまで減りました。あいうべ体操を半年間継続したところ、マウステーピングなしで3回、ありではなんと無呼吸がゼロになりました。だるい、眠いといった症状も改善し、薬や人工呼吸器などを使うことなく通院をやめることができました。

無呼吸症の治療には、携帯型の人工呼吸器を使う方法や、マウスピースを装着して顎の位置を調整したりする方法がありますが、顔面筋のエクササイズでも、無呼吸状態が改善することが知られています。

「パパもいびきをかいているときは、私《わたし》がテープを貼《は》ってあげるわ」

「ありがとう。それが一番《いちばん》の親孝行《おやこうこう》だね。寝《ね》ているときに無意《むい》識《しき》に口呼吸《くちこきゅう》をすると、起《お》きたときにのどを痛《いた》めていたり、だるかったりするからね。お願《ねが》いしておきますよ」

マウステーピング*は、とても簡単な健康法の一つです。でも、そればかりに頼っていてはダメです。やはり、自分自身の舌の筋力で寝ているときもしっかりと口を閉じていられることが理想です。そのためには毎日、あいうべ体操を。

＊私が開発に加わったマウスリープという口閉じ専用テープもあります。より深い睡眠が取れるように香りのチップを付けて、テープ表面にもおしゃれなデザインを入れました。

26 大切な口呼吸対策 その3 子どものマウステープ

将来の病気のリスクを減らす

マウステーピングは、大人だけを対象としたものではありません。子どもでもいびきをかくことがあります。20歳以下でいびきを慢性的にかくようなら、それだけで異常です。将来いろいろな病気にかかるリスクが高まると言えるでしょう。

いびきをかく子がいたら

小さな子どもさんがいたら、寝ているときに観察してみてください。いびきをかいているかどうか、そして口が開いているかどうか。

いびきをかいているけれど口が閉じているなら、まだ軽症です。しかし口を開けながらいびきをかいているようなら、将来さまざまな炎症病名（たとえば鼻炎、結膜炎、中耳炎など）に悩まされるかもしれません。こんな場合はマウステーピングを考えてもよいと思います。

でも、ちょっと鼻づまり気味のお子さんにいきなりテープを貼るのは心配ですよね。それで、子どもの場合はマウステーピングしたまま遊ばせてみましょう。特に苦しがることもなく30分も遊べるようなら、テープをしたまま眠っても大丈夫です。


「じゃあ、二人《ふたり》とも口にテープを貼《は》ったまま遊《あそ》んでみようか」

「うん、いいよ」

「私は、もうテープ貼って寝《ね》ているから平気《へいき》よ」

三人とも、前回《ぜんかい》で紹介《しょうかい》した3センチほどの長《なが》さに切《き》った幅《はば》1センチのサージカルテープ1枚を唇《くちびる》に縦《たて》に貼る。しゃべりにくそうに、

「ふぁて、ふふぁりはふぉうかな」（さて、二人はどうかな）

「ふぇんふぇんふぇーひだよ」（ぜんぜん平気だよ）

と、このように少ししゃべりにくいですが会話する分には困らないでしょう。

歯並びも口閉じから

実は、歯並びというのは、唇とほっぺたという歯の外側からの力と、舌と咀嚼という歯の内側からの力が釣り合って、真っ直ぐに生えそろうものなのです。この力のバランスが悪いと歯並びが悪くなります。口をぽかんと開けていたら、出っ歯になりやすいのです。口を閉じておくということは、歯並びにも影響してくるのですね。

さて、30分たって三人の口にテープは付いたままです。この状態なら、テープをしたまま寝ても大丈夫。

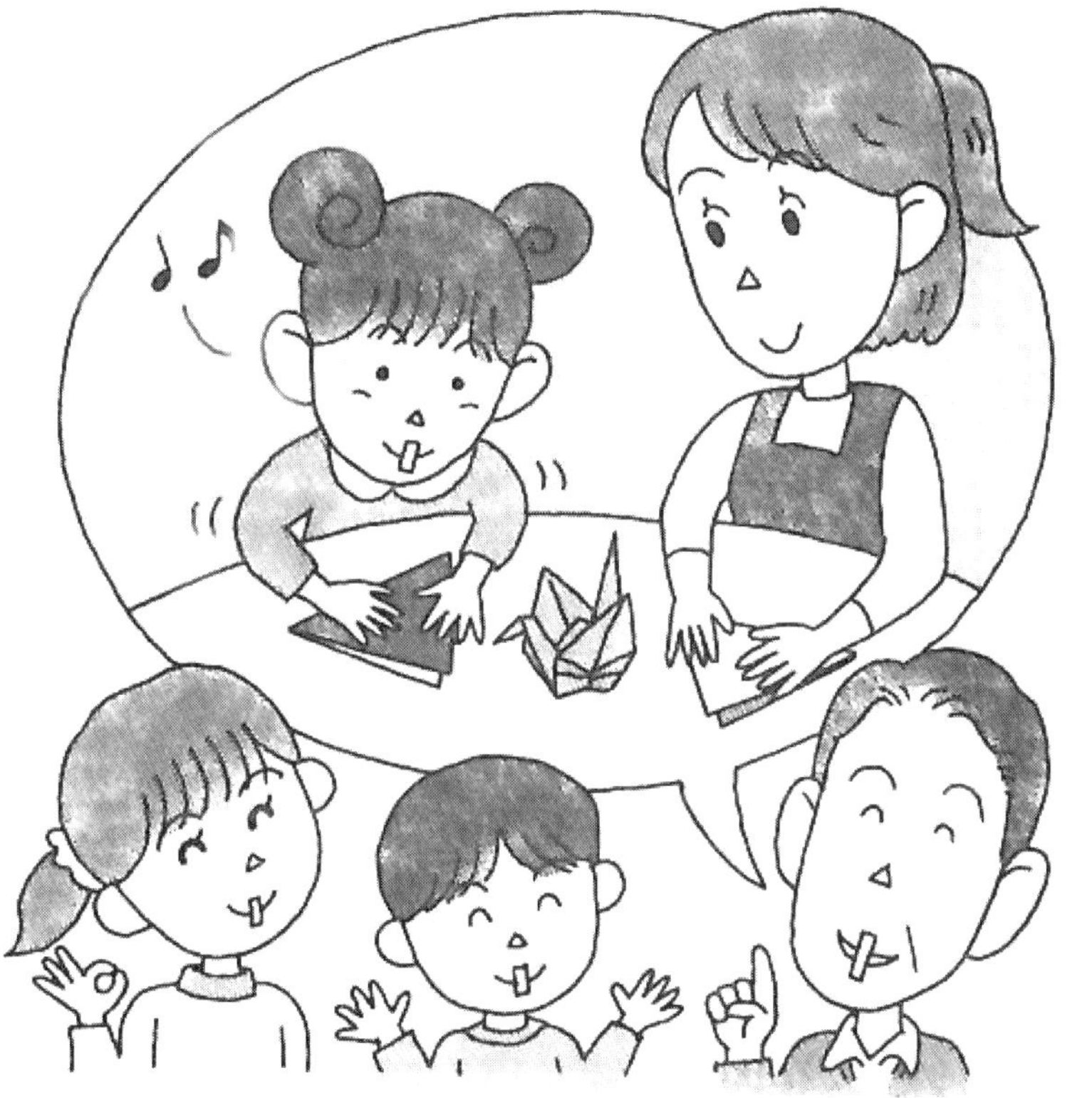

テープは軽く

いつもポカン口の子どもがいたら、テープを試してみてもいいかもしれません。テープののりが強いような場合は、布などに数回貼り付けてのりを落としてください。肌が荒れるようなときは、貼る場所を変えてみてもいいでしょう。

強く貼る必要はありません。無意識のうちにでもすぐに取れるように軽く付けた方がいいでしょう。

Tさんの息子さんは高校一年生。親元を離れて寮生活をしているのですが、時々ぜんそくの発作を起こしてしまいます。お母さんとしては心配でなりません。イヤイヤながら受診させられた息子さんの唇は乾いて、常に開いている状態でした。さっそく、あいうべ体操とマウステーピングを実行してもらいました。

一カ月後、ほんのりと湿った唇としっかり閉じた口元になった息子さんは、もうぜんそくの発作を起こすことがなくなっていました。時々帰省してはどんどんたくましくなっていく息子さんの成長ぶりに、Tさんも安心して親元から送り出せるようになりました。

ただし、マウステーピングはあくまでその場しのぎの一時的な対処法です。やはり、あいうべ体操をして、表情筋、舌筋を鍛えて舌位置《ぜついち》を正し、しっかりと口を閉じることができるような状態をめざさなければなりません。マウステーピングは5歳くらいからしても大丈夫なようです。

パパさん一家の三人のようにテープがぜんぜん平気な人はいいでしょうが、テープを苦しがる人がいたら、どうしたらいいんでしょうね。そんな場合の解決方法は、次回に。

27

ツボを押して鼻すっきり

大切な口呼吸対策 その4　鼻づまりの場合

「口を閉じてください」と言うと、「鼻がつまっていて口でないと息ができないんです」と答えが返ってくることがあります。あるいは、前回のようにマウステーピングをすると苦しくてすぐに外してしまうような場合もあります。そんなときにはどうすればいいのでしょうか。

実は、自分でできるとても良い方法があります。それは鼻の通るツボを利用することです。

それでは、鼻で息を3回強く吸ってください。

スーッスーッスーッと、空気の流れる音だけの方は大丈夫です。ジュルッとかシュンと鼻水の音が聞こえた人は、少し鼻がつまり気味といえます。最初に自分の鼻の通りを確かめておいてくださいね。

まぶたの下を10秒

それでは、鼻の通るツボの位置を教えます。下のまぶたの中心からさらに下方へ2センチほどの所に、中指を押し当ててください。すこしグリグリと探ると、ぽこっと小さなくぼみがあることが分かります。これを眼窩下孔《がんかかこう》といい、四白《しはく》と呼ばれるツボがある場所です。

慢性鼻炎、アレルギー性鼻炎でいつも鼻づまりがあるという人は、ちょっと押さえるだけでも痛いかもしれません。お子さんには特に注意して、強く押さないように気を付けてください。極端に痛がるような場合は、軽くさするだけでも構いません。

この四白を10秒ほど押していると、自然と鼻が通ってきます。

それでは、また先ほどと同じように鼻から息を強く3回吸い込んでください。

ジュルッと鳴っていた人はどうでしょうか。ずいぶんと音が小さくなりませんか？　スーッと通っていた人でも、やる前より息がしやすくなった感じがすると思います。

鼻づまりしやすい人はこの四白を覚えておいて、鼻がつまったかなと思ったらすぐに刺激してください。お子さんにもその場所を教えておいて、鼻づまりのときはさするようにしてください。この対処法を知っていると、鼻づまりの薬がいらなくなります。

マウステープが苦手な人も

マウステーピングして苦しいときにも、このツボ押しはお勧めです。ちょっと苦しくなったらテープをすぐに外すのではなく、

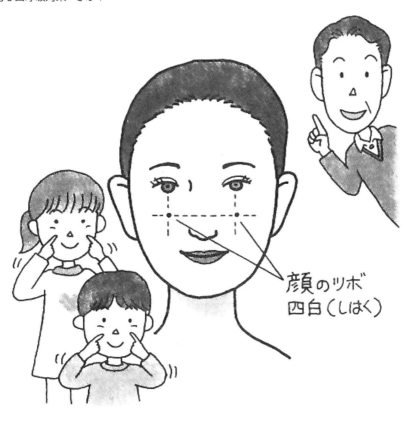

四白のマッサージをして鼻の通りをよくしてみてください。それでも苦しいなら外してください。

「じゃあ、また二人《ふたり》ともやってみようか。まず、3回鼻《かいはな》から息《いき》をして」

「スーッ、スーッ、スーッ」

「おっ、二人ともさすがだね。気持ち《きもち》のいい鼻息《はないき》の音《おと》だ。じゃあ、四白《しはく》の場所《ばしょ》を教《おし》えるよ。ここをこうやって押《お》すと…」

「イタタタ、痛《いた》いよパパ」

「ごめん、ごめん。そんなに強《つよ》く押したつもりはなかったんだけど」

「ひーちゃんは分《わ》かるね」

「ここでしょ。私《わたし》は強く押してもそんなに痛くないわ」

「じゃあ、鼻の通《とお》りがどうなったか、みてみよう。もう一度《いちど》強く息を吸ってみて」

「あっホントだ。息をするのが少し楽《らく》な感《かん》じだ」

「私はあんまり変化《へんか》を感じないわ」

「たっくんは分かったね。お姉ちゃんは、もうしっかりと鼻が通っているからだろうね」

ツボ押しは、鼻づまりのとても簡単な解消法です。覚えておいて損はありませんね。

鼻がつまったなと感じたときには、すぐお薬、すぐ受診ではなくて、ツボ押しで自分で〝治療〟です。それで治れば、自分の健康に自信が持てますよ。

28

思わぬ悪い生活習慣
その1　うつぶせ寝

積もり積もって大きな悪影響に

「人間《にんげん》は、あおむけとうつぶせ、どちらで寝《ね》るのがいいと思《おも》う？」

「どっちでもいいんじゃないの」

「それは、あおむけでしょ。お父《とう》さんが、たっくんがうつぶせ寝しているとひっくり返《かえ》してあおむけにしているから」

「そうそう、その通《とう》り。人間はあおむけに寝る方《ほう》がいいんだ。ところで、その理由《りゆう》が分かるかな」

「苦《くる》しくなさそう。うつぶせだと枕《まくら》に顔《かお》が押《お》し付《つ》けられるから」

「歯並《はなら》びも悪《わる》くなるのよ。それに口呼吸《くちこきゅう》になるし」

「二人とも大正解《だいせいかい》だね。うつぶせ寝は、乳児突然死症候群《にゅうじとつぜんししょうこうぐん》の危険因子《きけんいんし》でもあるね。ある特定《とくてい》の場合《ばあい》を除《のぞ》いては、百害《ひやくがい》あって一利《いちり》なしだね」

横向き寝で口開く

口呼吸をしていると、体への小さな悪影響が積もり積もって大きな悪影響となりますが、このうつぶせ寝も同じような変化を体に起こします。二例ほど紹介しましょう。

Fさんは、三年にわたって頑固なニキビで悩んでいました。食生活の改善はもちろん、あちこち病院を受診しましたが一向《いっこう》に改善しません。

詳しく聞くと、二年前の出産後からひどくなってきたとのこと。妊娠、出産は口呼吸を助長しますから、口呼吸で悪化している可能性も考えなければなりません。

お子さんがまだ小さいですから、添い寝をしています。添い寝は母子が向かい合わせになることが多いですから、母親はどうしても横向きの寝方をすることになります。

私は、Fさんに、あおむけで寝ること、マウステーピング、あいうべ体操、この三つを提案しました。

3日後、Fさんから驚きと喜びの混じった声で報告がありました。あれほど悩まされていたニキビが、あっという間に消えたというのです。

横向きで寝ると、寝具、特に枕に顔が押し付けられて口がわずかに開くことがあります。その口呼吸が悪さをしていたのでしょう。

歯列が変形

もう一例。Rさんは、頑固なせきと呼吸困難で一年近く苦しんでいました。病院の診断では、気管支ぜんそくとのこと。治療と

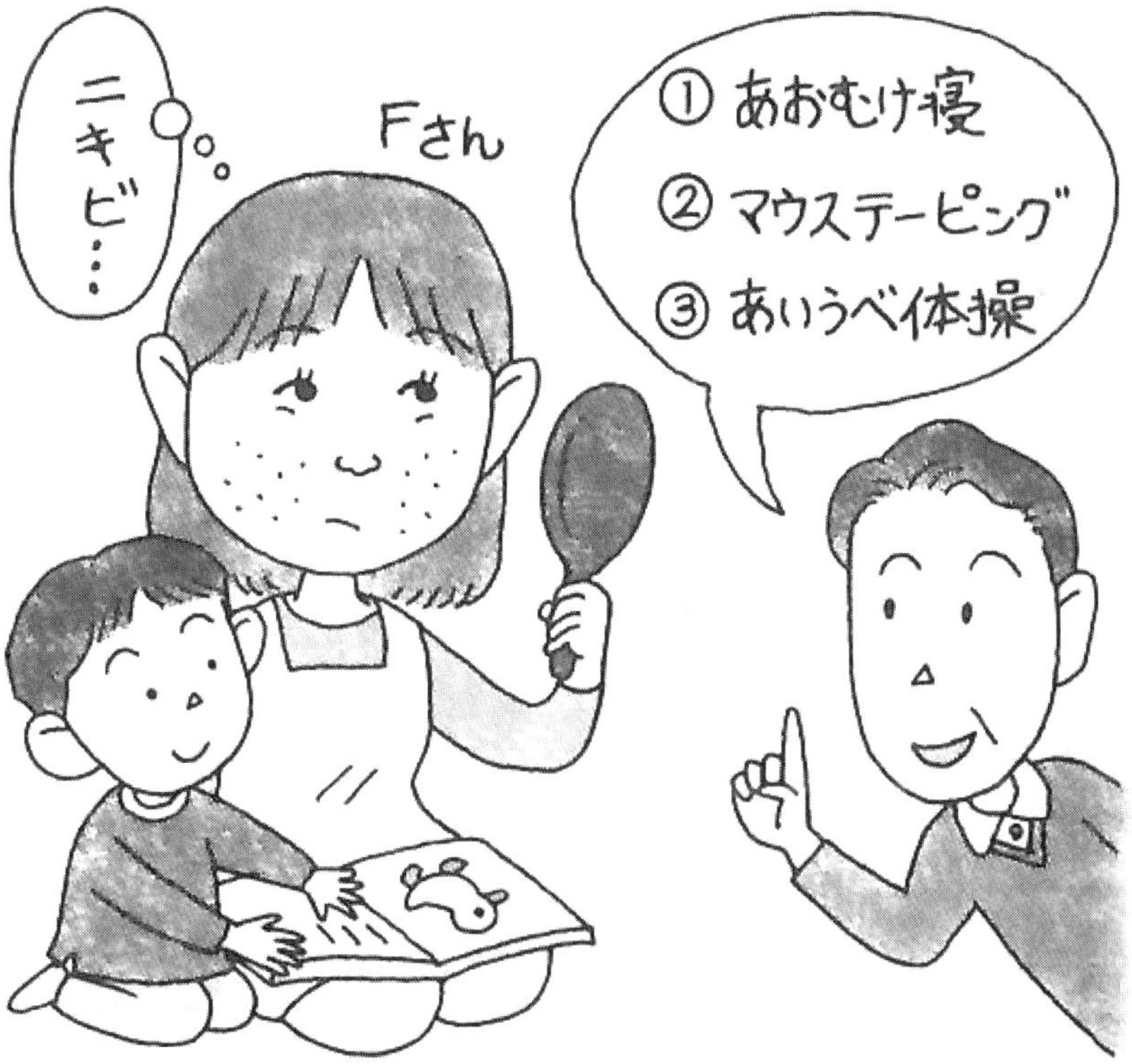
ニキビ…
Fさん
① あおむけ寝
② マウステーピング
③ あいうべ体操

して抗アレルギー薬、気管支拡張の吸入薬を処方されていましたが、症状が治まる気配がありませんでした。

口の中をのぞくと、右の上の歯列が内側に少し倒れていました。持続的にそこに力が加わっている証拠です。聞いてみると、いつも右向きで寝ているとのこと。そのために歯列が変形していたのでしょう。

Rさんにも、あおむけ寝、マウステーピング、あいうべ体操をやってもらいました。そうすると、2週間もしないうちに呼吸困難がなくなり、せきも出なくなりました。そして、薬をやめることができました。

ただの寝相と思うなかれ

二例とも、うつぶせ寝（この場合は横向き寝）という悪習慣に気がつかなければ、ずっと病気と付き合わなければならなかったかもしれません。ただの寝相《ねぞう》と思うかもしれませんが、これも間違った呼吸法の一つなのです。やはり人間は、あおむけ寝が正しい寝方です。もちろん、寝返りを打つ分には全く構いません。

医師の中でも、うつぶせ寝を推奨する人がいます。理由は、四本足の動物はうつぶせで寝るからというもの。だから人間もそれに習った方がいいのだ、と。

でも、人間は進化に伴い、二足歩行するようになりました。すると、頭と頸椎《けいつい》の位置が他の四つ足動物と比べて全く別物になってしまいました。やはり人間は、あおむけ寝が基本なのです。

その証拠に、ヒトに一番近いチンパンジーはあおむけで寝ています。動物園で寝姿を見る機会があったら観察してみてください。私が観察したときは、みんなあおむけでしたよ。

29

思わぬ悪い生活習慣 その2 マスクの常用

マスク頼りにさようなら

「風邪を引くといけないから、マスクをしておいてくださいね」

こう言われることがあります。

しかし、あいうべ体操を継続するとマスクをしなくても風邪引きの罹患者《りかんじゃ》が減ることについて、21話に書きました。天然のマスクである鼻を活用することが大切なのですね。

気道抵抗

風邪ウイルスやPM2・5などが話題になると、マスクが推奨されます。しかし、これらの微粒子を防ぐことができるマスクは、着用してみればわかりますが呼吸をするだけでかなり疲れます。マスクの編み目が細かく、気道抵抗が高まってしまうからです。

マスクなしの状態でも、口呼吸より鼻呼吸がきつい感じがするのは、この気道抵抗のためです。でもそれは、深くゆっくりとした呼吸をするのに必要なものです。鼻呼吸の方が、横隔膜がしっかり動いてきちんとした腹式呼吸になります。

これにマスクをするとさらに気道抵抗が高まり空気を吸いにくくなりますから、どうしても口呼吸になりがちです。本来、鼻で行うべき異物除去をマスクに肩代わりさせているのですから、仕方のないことかもしれません。

ところがこの習慣が付いてしまうと、マスクを外しても口呼吸をする癖がぬけません。結局、いったんマスクの習慣が付いた人は、一年中マスクをしておかなければならない体になってしまうのです。

元気な人ほどマスクをしておらず、病気にかかることを心配している人ほどマスクをしているのは、不思議ですね。体に病原菌を入れないことが大切なのはもちろんですが、病原菌に負けない体をつくることも同じように大切だと思いませんか。

外しても問題なし

慢性腎臓病で将来の透析《とうせき》の心配をしていたNさんは、常にマスクをしていました。ちょっとでも風邪を引くと腎臓が壊れてしまうのじゃないかと不安でたまりません。マスクの下の口はもちろん開いていました。口呼吸です。私は提案してみました。

天然のマスクである鼻を活用すること。強い体をつくっていくこと。そのために一度マスクを外してみては、と。

Nさんは最初は不安がっていましたが、案外と風邪を引かない自分を発見して自信が持てるようになりました。治療のかいあって慢性腎臓病は改善し、尿検査、血液検査もすべて基準値になりました。

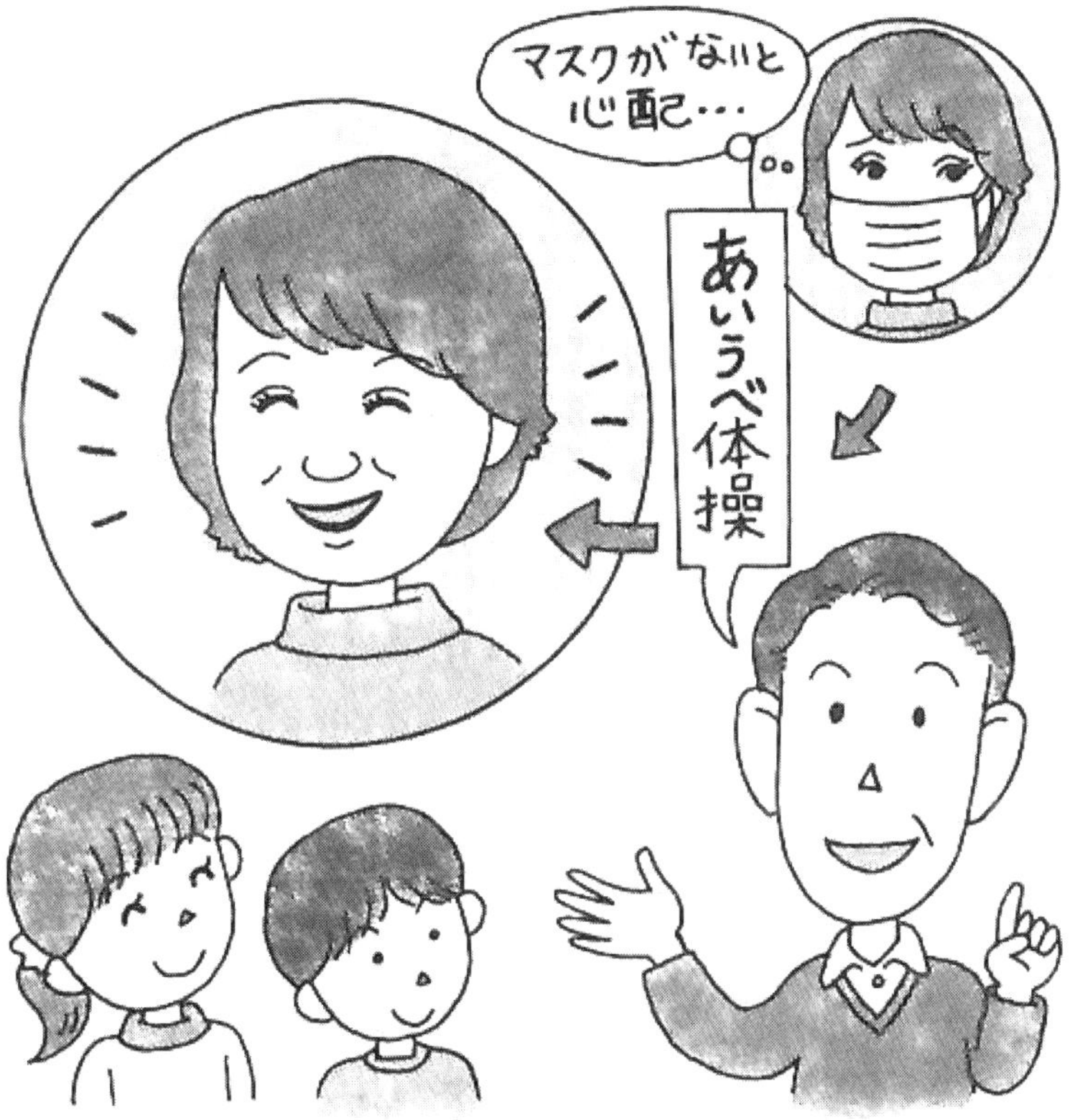

にっこりと笑ったNさんの口元は、マスクをしていたら見えなかったでしょう。

使えば鍛えられる

「マスクが必要《ひつよう》なときももちろんあるけど、あまりそれに頼《たよ》りすぎると体《からだ》が弱《よわ》ってしまうということもあるよ」

「パパがすぐに計算機《けいさんき》を使《つか》うようなものね。簡単《かんたん》なものなら紙《かみ》に書《か》いた方が頭《あたま》を使うのに。頭が弱ってしまうわよ」

「うーん、そう来《き》ましたか。そうだね、頭も体もきちんと使ってこそだね。計算も面倒《めんどう》がらずにちゃんとやるようにするよ」

人体は、使えば鍛えられるし、使わなければ衰えていくもの。使いすぎを心配せずに、ドンドン積極的に使って、その機能を衰えさせないようにすることが大切ですね。

呼吸に使うべき鼻を食事に、食事に使うべき口を呼吸に使う。そうしているうちに本来の機能が衰える。そればかりか、使い方の間違いにより、何らかの障害が起きてくる——。それが病気であるともいえます。

学校などで、マスクをするようにと指導されることもあるでしょう。しかし、病気はマスクを付けたからといって防げるとは限りません。マスクの下の口がしっかりと閉じられて、鼻呼吸をしているかどうかをチェックしてください。そうしないと、マスクによって口呼吸状態が引き起こされる恐れがあります。

マスクを常につけておかないと不安だという人は、一度思い切って外してみてはいかがでしょうか。もちろん、鼻呼吸のチェックは忘れずに。なお、病み上がりの人はその限りではありません。

30 「鼻うがい」で頭痛すっきり

上咽頭を大切に

鼻には自動洗浄機能があるという話をしました（6話）。ネイザルサイクル（鼻周期）といって、片方ずつ呼吸を休んで、休んでいる間に粘膜に付いたちりやゴミを鼻水で洗い流しています。

では、これだけで大丈夫なのでしょうか。

空気中に滞っている細菌は１０００種類以上あると言われます。悪さをするわけではないのですが、さまざまな目には見えないものが含まれています。

鼻は、鼻の穴（外鼻孔）は二つですが、奥では一つに合流して喉《のど》につながっています（内鼻孔）。鼻の入口は片方ずつ休ませることができても、合流した後の部位は休むことができません。

さらに、鼻の穴から真っ直ぐ後頭部の方へ進んできた空気は、突然その進路を下側に変えて気管へ向かいます。そこには乱流が発生し空気がよどんでしまいます。これが口蓋垂《こうがいすい》（のどちんこ）の裏にある上咽頭《じょういんとう》で起こります。

空気によるストレス

上咽頭は「咽頭」と名付けられていますが、私たちがイメージするのどとはちょっと違います。食事がのどを通っても普通刺激は感じませんが、ここにご飯粒が入るとツンとしてむせることからも分かります。上咽頭の細胞は、他の咽頭とは違うのです。気道の中でも最初のリンパ装置として大きな役割を持っています。

上咽頭は常に空気によるストレスにさらされているため、慢性の炎症を引き起こすことがあります。これを慢性上咽頭炎と言います。扁桃が常に腫れている状態を思い浮かべてください。そこが原病巣となって、体のあちこちに障害を引き起こすことがあるのです。

上咽頭炎は周辺症状が特徴

小学六年生のKさんは、高学年になってからひどい頭痛に悩まされていました。ＣＴやＭＲＩなどの精密検査をしても一向《いっこう》に原因が分かりません。症状も改善しません。いろいろな鎮痛薬を使ってみても、すっきりと痛みがなくなることはありませんでした。

受診されたとき、Kさんは口呼吸でした。まずはあいうべ体操とマウステーピングをやってもらいましたが、あまり症状は変わりませんでした。

そこで上咽頭炎を疑って治療したところ、頭痛は3カ月でピタリと治まりました。上咽頭炎からの頭痛だったのです。この症状の場合、上咽頭が痛むことはまれで、鼻炎や片頭痛、肩こりといった周辺症状が特徴的です。

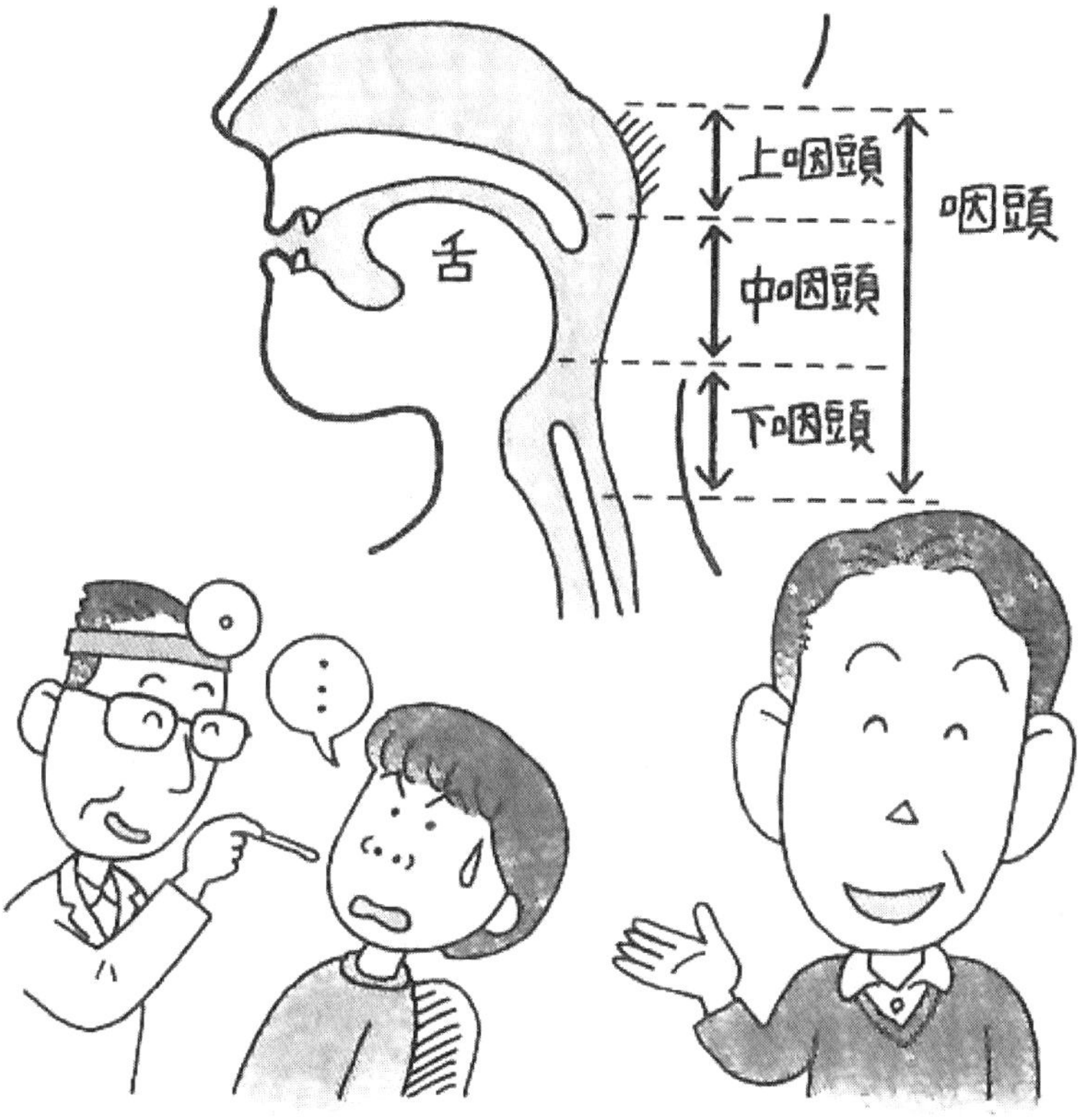

1％食塩水を10cc

ここで、自分でできる上咽頭治療として「鼻うがい」を紹介しましょう。1％の食塩水を1回10ccほど吸い込み、鼻全体の汚れを洗い流します。あまり多量に洗い流すと、水分保持成分の粘膜表面のムチンまで流してしまいますから、多くても50cc程度に止《とど》めてください。

鼻炎や片頭痛、肩こりの症状に悩んでいる人は、上咽頭炎を疑って、鼻うがいを積極的にやってみましょう。

「上咽頭《じょういんとう》というのはね、カゼを引いたときに一番初《いちばんはじ》めに痛《いた》くなるところだね。インフルエンザの検査《けんさ》をするときも鼻《はな》からここに綿棒《めんぼう》を入れて、粘膜《ねんまく》を少しこすって採取《さいしゅ》するんだ。ウイルスはここで増《ふ》えるからね」

「あの検査、痛いよね」

「そうだね、普段《ふだん》は触《さわ》られることがないからね」

「あそこが汚《よご》れると体には悪《わる》いの」

「そう、思いがけない病気《びょうき》の元《もと》になっているかもしれないから、〝上咽頭炎《えん》〟という言葉《ことば》は覚《おぼ》えておいて損《そん》はないね」

口のうがいをしても、上咽頭まで洗うことはできません。ですから鼻うがいをするのですが、上咽頭に水が入るとツーンとしますので、鼻うがいでは薄い食塩水を使います。

鼻水が出ても鼻が痛くないのは、鼻水の塩分濃度が血液と一緒だからです。鼻水がちょっとしょっぱい理由でもあります。1％の食塩水は血液の塩分濃度と一緒。だから痛くないのです。

31 人間には「治る力」がある

薬使わず、あいうべ体操

次回で最終回です。長い間のお付き合いありがとうございました。

「呼吸にまつわる〜」という表題から、気管から体の奥の肺胞までのことと思われた人も多いと思います。あるいは、腹式呼吸や丹田《たんでん》呼吸法のことを思い浮かべられた人もいるでしょう。

期待を裏切ったかもしれませんが、この連載では、口呼吸に焦点を当てて書いてきました。

ここで遅くなりましたが、自己紹介をいたします。

私は、福岡市で内科医院を開業している今井一彰と言います。なるべく薬を使わない診療を心がけています。２００６年に開業しましたが、当時は「薬を使わない」という考えが理解されず、病気の治療は薬の投与と同じ意味として受け取られていました。ですから、受診される患者さんはとても少ない状況で、医院の経営は大変厳しいものでした。

では、なぜ私がこのような治療を選択するようになったのかといえば、事の発端は学生時代にさかのぼります。私はそのころから東洋医学、漢方治療に興味を持ち、下宿と大学の中間地点にあった漢方薬局に入り浸るような生活を送っていました。

口呼吸の弊害

大学を卒業して、晴れて医師となることができました。漢方を専門的に勉強できる環境になると、自分なりに一所懸命に取り組みました。その時分に関節リウマチ患者さんのにおいに気が付き、口呼吸という問題にたどり着いたのです。

これが２０００年のころです。私は自分の不勉強を恥じました。目の前の患者さんが、命の土台である呼吸を鼻からしているのか、口からしているのか、それまで気にしたこともなかったからです。

患者さん方に鼻呼吸をしてもらうようにすると、薬を使わなくても病気が良くなる人が続出しました。このときに私は決意しました。口呼吸の弊害を伝えることに、私の医師としての人生をかけよう、と。

なるべく薬を使わない

そうして患者さん方とつくり上げたのが、あいうべ体操です。道具も要《い》らず、いつでもどこでも、小さなお子さんでもできます。

当院の診療科目は、内科・アレルギー科・リウマチ科です。患者さんは関節リウマチを代表とする膠原《こうげん》病、アトピー性皮膚炎、気管支ぜんそく、アレルギー性鼻炎などの病気で受診されます。

開業当初はよく、近くの薬局の先生が尋ねに来られたものです。

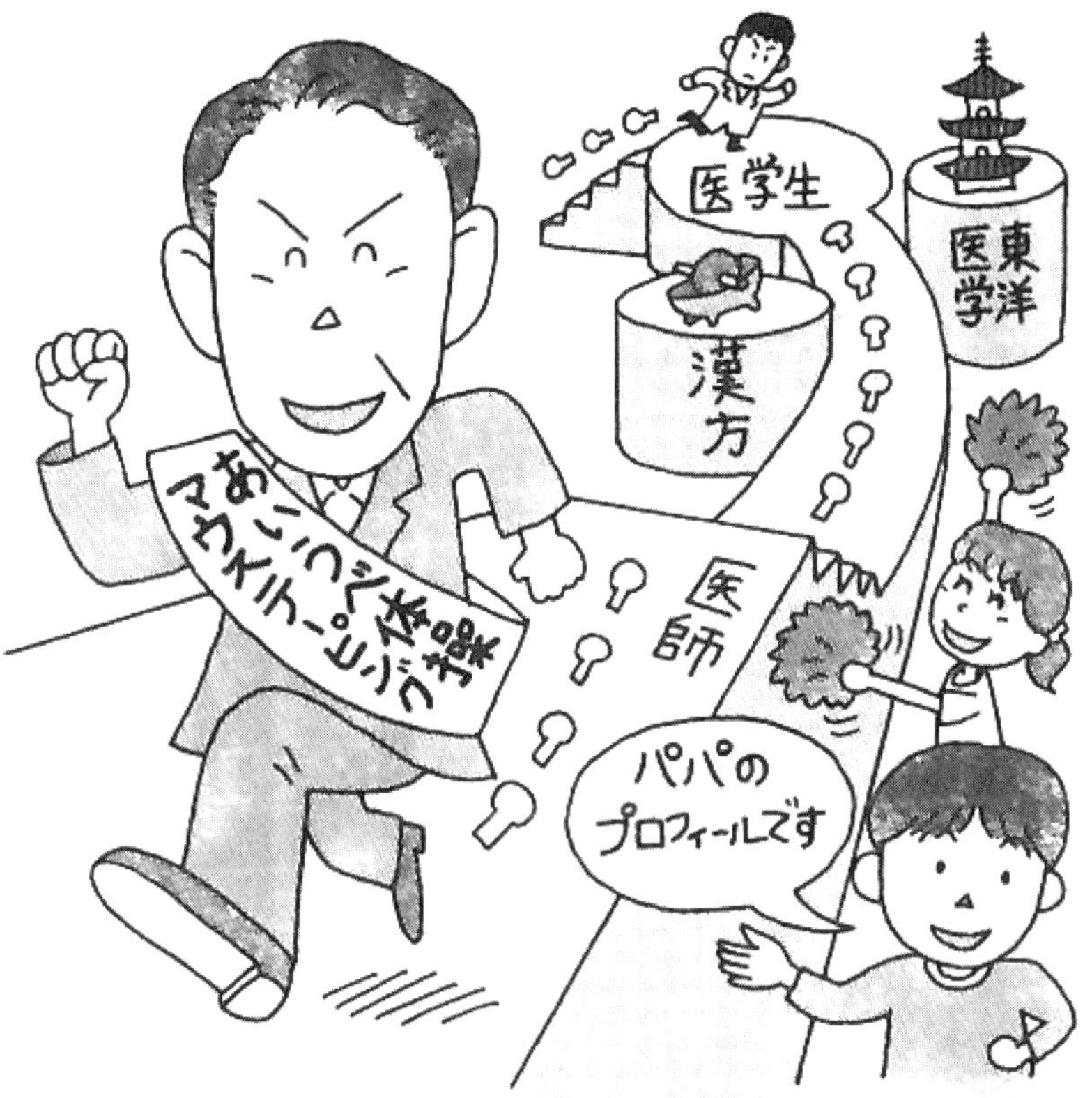

本当に診療しているのですか、と。あまりに処方箋《しょほうせん》が出ないので、休診しているのじゃないかと思われていたのです。いまでも普通の診療所と比べると、処方箋数は驚くほど少ないです。

〝鼻呼吸病〟にとりつかれた私

Uさんは、20代の女性。アトピー性皮膚炎とうつで悩んでいました。どちらも〝口呼吸病〟ですね。

私がこの方に伝えたのは、あいうべ体操とマウステーピングのみ。受診して2週間後、皮膚の赤身が消え、なんと抗うつ剤も飲まなくてよくなりました。たった2週間で、です。

こんな時は感激して涙が出そうです。人間の体って素晴らしい、治る力ってすごい、と。こういう瞬間に立ち会える医師という職業について良かった、と心から思えます。

どんな素晴らしい治療、どんなにすごい名医よりも大切なのは、病気の予防。病気になってしまうのは避けられないことかも知れませんが、それを減らすことができれば私たちは限りある人生をもっともっと充実させることができます。

私が鼻呼吸の大切さを理解して、たくさんの人に伝えたいと決心したのは、病気の原因の一端《いったん》を知ることができたこと、その予防法もあると知ることができたうれしさを、他の人にも知ってもらいたかったからです。まさに「鼻呼吸病にとりつかれた」のかも知れません。

あなたにも私にも治る力、治す力があると信じて、自分に言い聞かせていつも診療をしています。患者さんがよりよい人生を送ることができるように、医師として自分にはどんなお手伝いができるのか、そんなことを考えるのはとても楽しい時間です。

32

今日も元気に「あいうべ〜」

健やかな未来のために

ある日曜日《にちようび》の昼下《ひるさ》がり。

「たっくん、ゼンソクだったヒロくんにあいうべ体操《たいそう》のことを教《おし》えてあげたかな」

「うん、一日30回やるように言《い》ったよ」

「それでヒロくんは元気《げんき》にしているかな？」

「薬《くすり》はまだ飲《の》んでいるみたいだけど、カゼで学校《がっこう》を休《やす》むことはなくなったよ」

「そうかい、よかったね。この連載《れんさい》も今回《こんかい》の話《はなし》で最後《さいご》だけど、二人《ふたり》ともいろいろと知《し》らないことがあったろう？」

「うん」

「お箸《はし》の持ち方や字の書き方は家庭《かてい》や学校で練習《れんしゅう》するのに、息《いき》の仕方《しかた》や食べ物のかみ方など僕《ぼく》らが生き物として生きていく上での方法《ほうほう》というのは案外《あんがい》教えられていないね」

「食育《しょくいく》のときに教えてくれたことはあったよ」

「最近《さいきん》は学校でも、食育が重視《じゅうし》されるようになったから、これからの取《と》り組《く》みに期待《きたい》だね」

健康、元気は自分でつくる

「パパはいつも思うんだ、病気《びょうき》の人にも治《なお》る力はあるんだって。問題《もんだい》なのはそのやり方《かた》を知らないことであって、それはその人が悪《わる》いんじゃないんだって」

「自転車《じてんしゃ》の乗《の》り方と同《おな》じ？」

「そうだね。自転車もただ乗れて走《はし》れればいいってもんじゃないよね。赤信号《あかしんごう》は止《と》まれ、左側通行《ひだりがわつうこう》など、乗り方にはいろんなルールがあるよね」

「学校で自転車教室《きょうしつ》を受けないと自転車には乗れないのよ。たっくんも早く乗れるといいね」

「乗り方や、ルールを知らなかったらどうなる？」

「事故《じこ》を起こすから危《あぶ》ないわね」

「そう、その通り。人の体も同じだよ。使い方、ルールがあるんだ。それを間違《まちが》うと病気になってしまう」

「それが口呼吸《くちこきゅう》だったりするわけね」

「空気《くうき》は鼻《はな》から、食事《しょくじ》は口から。これが人の体の使い方の一番《いちばん》の基本《きほん》、ルールだよ」

「ヒロくんがきちんとあいうべ体操をして鼻呼吸《はなこきゅう》を心掛《こころが》ければ、じきにカゼを引くどころかゼンソクの心配《しんぱい》もいらなくなるよ」

「ほんと？」

「ああ、パパはそんな人をたくさん治療《ちりょう》してきたからね。患者《かんじゃ》さんに『今日《きょう》で治療は終《お》わりです』と握手《あくしゅ》をしてお別《わか》れをする瞬間《しゅんかん》が一番《いちばん》好きだな。お医者《いしゃ》さんになって本当《ほんとう》に良《よ》かったと思

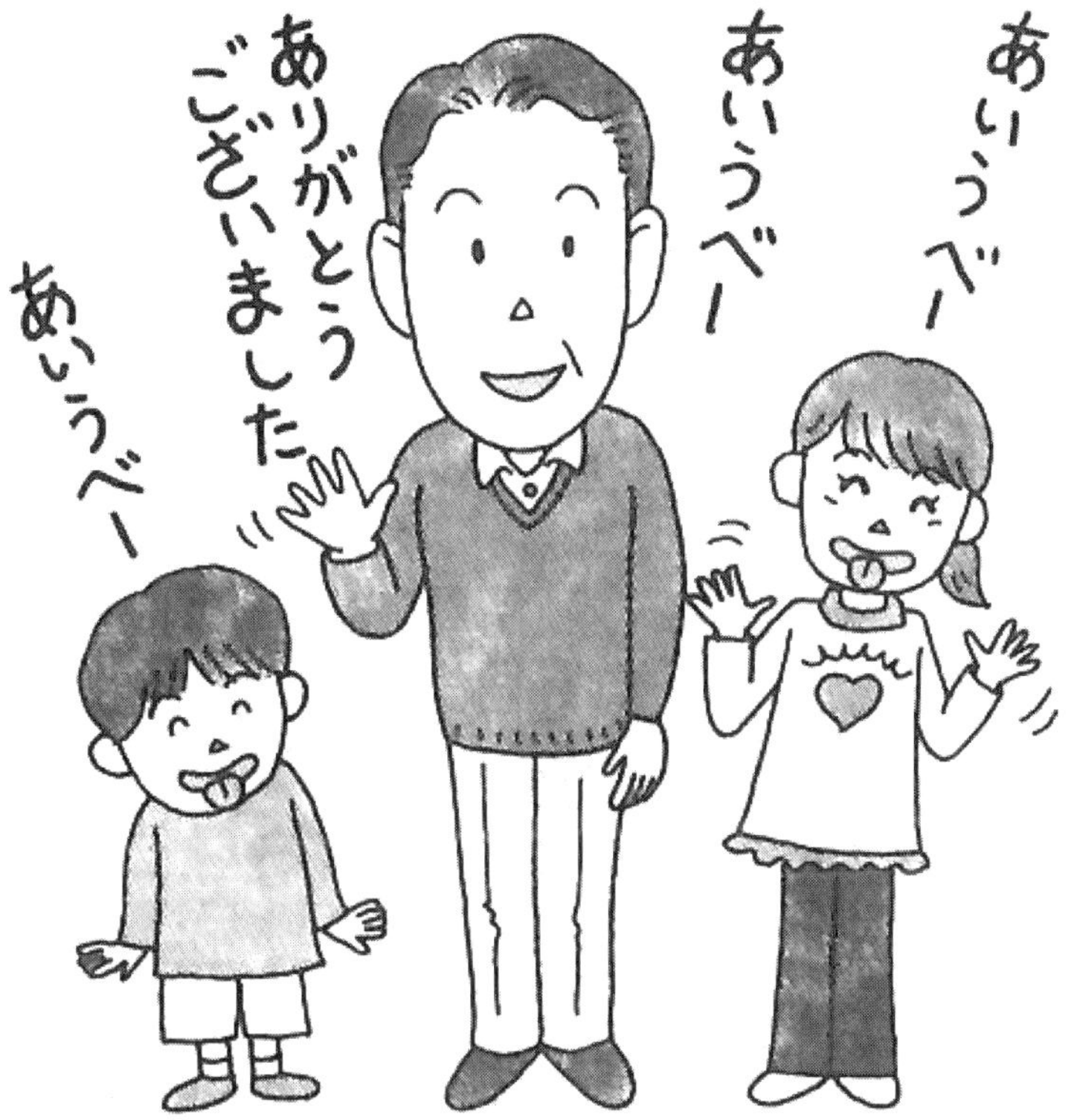

うよ」

「でも、そんな人ばかりじゃないでしょ」

「もちろんそうだね。だから、パパはまだまだ勉強《べんきょう》しなきゃいけないんだ。鼻呼吸に変《か》えただけでは良くならない人もいるし、それ以外《いがい》の病気もたくさんあるからね」

「ヒロくん、もっと元気になるといいなあ」

「必《かなら》ずなるよ。そしてヒロくんは勉強するんだ、自分《じぶん》の健康《けんこう》、元気って自分でつくることができるんだって。パパはそれが一番の勉強だと思うし、生《い》きていく上での自信《じしん》につながると思うよ。二人にもそんな体づくりをしていってほしいな」

また会いましょう

今回で連載は終わりです。あっという間に32回が過ぎていきました。ここまで読んで、どんな感想を持たれたでしょうか。

普段何気なくしている呼吸を見直してみると、なんと不思議な現象なのでしょう。病気で悩んでいる人も、元気な人も、いまこうして「酸素が吸える幸せ」を、今一度噛みしめてみてください。

病気には原因があります。その原因は日常生活のちょっとした間違いから引き起こされていることが分かってもらえたことでしょう。今回の連載は、その中でも気付きにくい口呼吸に焦点を当ててみました。

正しい鼻呼吸が少しでもあなたの健康に、人生に役に立てば、こんなにうれしいことはありません。今度は、診療室ではなく、どこかの講演会場でお目にかかりましょう。

ありがとうございました。

それでは最後に、「あいうべ〜」。

●免疫力アップ！
呼吸にまつわるふか〜い話

番外編

息《そく》育《いく》のすすめ

新聞に連載した32回分に加えて、いくつか印象的な症例をお示ししして終わりとしましょう。

17歳の高校生、Mさんは小さい頃からアトピー性皮膚炎を患っていました。成長するにつれて徐々に改善してきていましたが、16歳の頃からはっきりとした原因もなく、皮膚の荒れが目立つようになりました。近くの病院でステロイド（副腎皮質ホルモン）塗布剤と漢方薬の処方を受けていましたがなかなか改善せず、通年性アレルギー性鼻炎と気管支ぜんそくの既往症としてあり、治療を受けていました。

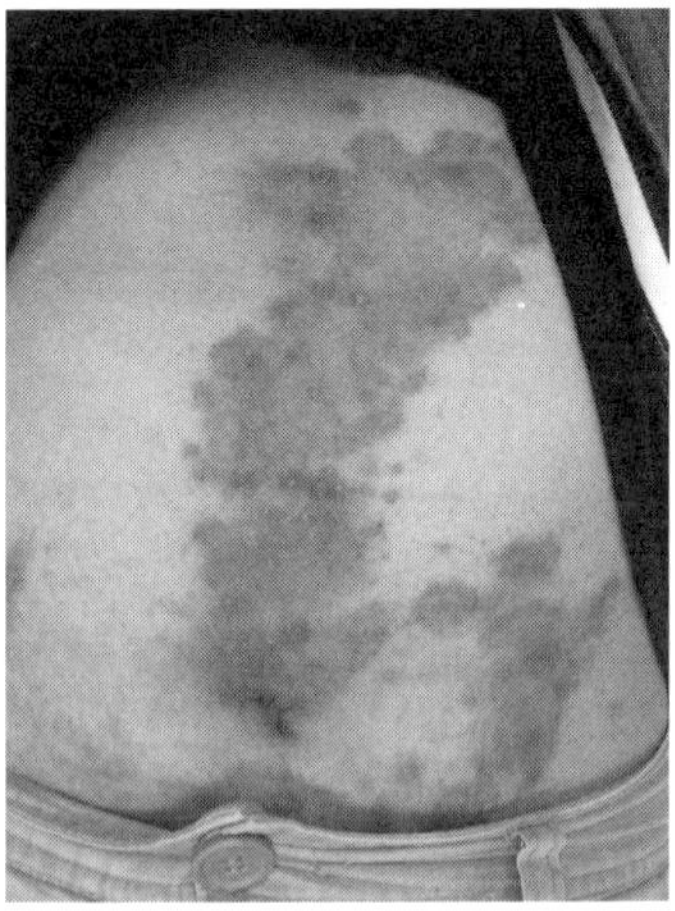

【写真１】

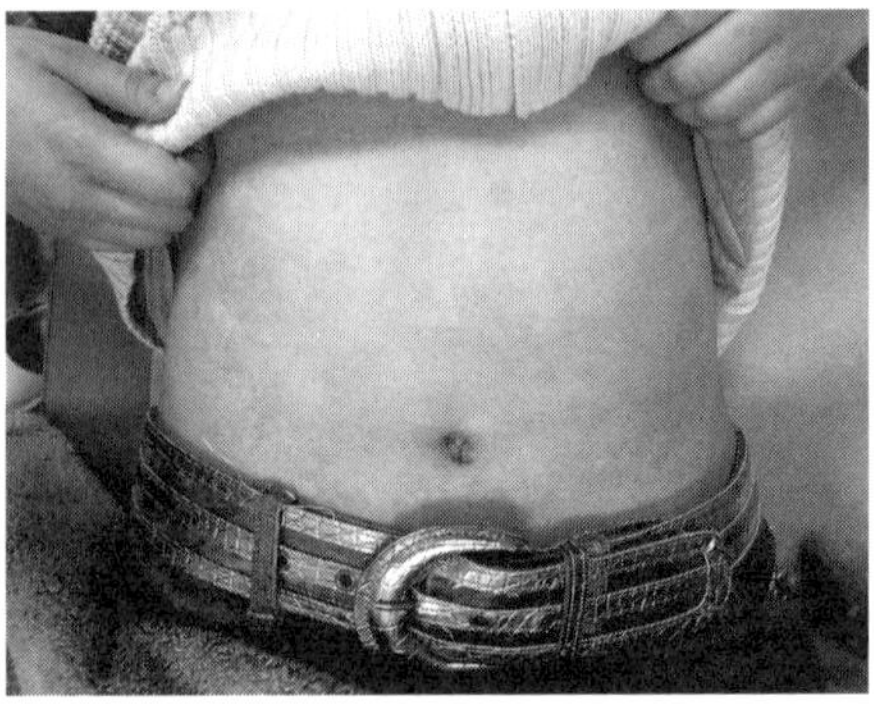

【写真２】

さて、この病歴だけを読んで、勘のいい方は口呼吸が原因なのでは？　と思われたことでしょう。そうです。あいうべ体操のあ、アトピー性皮膚炎などのアレルギー性疾患に当てはまります。

Mさんはなかなか改善しない皮膚炎に悩んだ末、みらいクリニックを受診しました。アレルギー性鼻炎もあるのですから、口はぽかんと開いてる状態で、慢性的な口呼吸をしていました。

そのときのMさんのお腹の写真がこれです。【写真１】

お腹一面に境界明瞭な皮膚炎が広がっていることがわかります。一見しただけでは、これが口呼吸で起こるんだろうかと疑問がわきます。

自分で治した自信

Mさんには、あいうべ体操とマウステーピングを教えて毎日家でやってもらいました。そうすると、三カ月後にはあれほどひどかったお腹の皮膚炎が見事に消えていました。【写真２】

どうですか？　不思議を感じると同時に、すごいと思いませんか。薬では治らなかったアトピー性皮膚炎が、口呼吸を鼻呼吸に変えただけで、これだけ良くなったのです。これで受診は終わりです。

そのMさんが、数年ぶりに外来を受診しました。すこし鼻がつまると言います。すでに20代半ばになっていました。

私が、「お肌の状態はどうですか?」と聞くと、「とてもいいです」とうれしい答えが返ってきました。あいうべ体操も「ときどき」やっているそうです。

一度自分で治す方法を習得すると、それが自信となっていくのですね。これも「息育《そくいく》」です。

次も同じ17歳の別の方の症例を紹介しましょう。

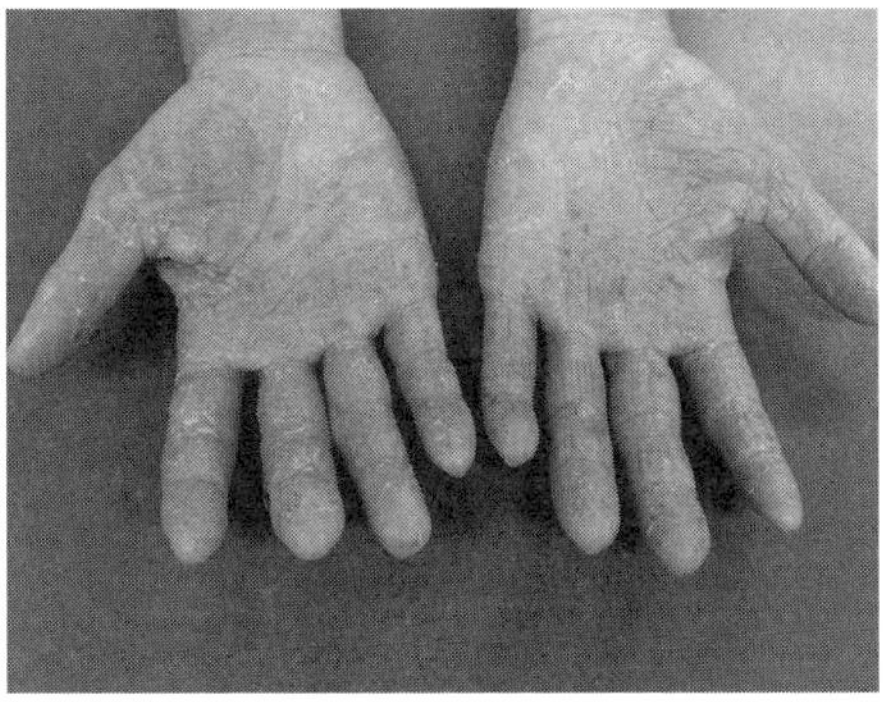

【写真3】

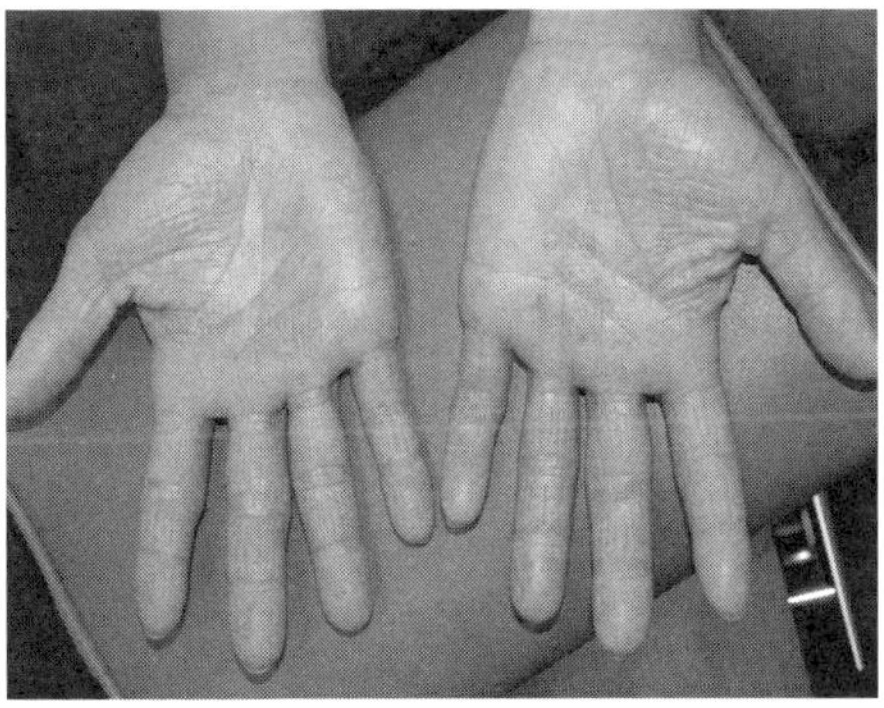

【写真4】

高校二年生のTさんは、高校生になってからアトピーを発症しました。手のひらは傷だらけになり、あちこち出血するほどです。

写真を見て下さい。ものを握るのもつらそうなほどのひどい皮膚炎があります。【写真3】

生活習慣の変化が引き金に

高校生になってから、というのが一つのキーワードです。Tさんにはアレルギー性疾患の既往症はありません。そのころに何か体に起こったのではないかと考えて、いろいろと聞いてみました。すると高校に入学してからTさんは、吹奏楽を始めていたことがわかりました。

もうおわかりでしょう。楽器を吹くという〝口呼吸〟のためにアトピー性皮膚炎を引き起こしていたのです。

バットや竹刀などの素振りのしすぎというのであればわかりやすいのですが、まさか吹奏楽でこのような皮膚炎になるとは、にわかには信じられませんね。

Tさんには、楽器を演奏した後にはかならず、あいうべ体操を行うように伝えました。それから3週間後、Tさんの手のひらには少しのかさつきは残るものの、出血やかゆみはなくなりました。つるんとなった手のひらを見ると一目瞭然です。【写真4】

慢性的な口呼吸というものは、なんとこわい生活習慣病なのでしょうか。

大学受験が近づき、Tさんが吹奏楽を止めると、皮膚炎はまったく顔を出さなくなりました。思わぬ生活習慣の変化のチェックが必要だとわかります。

息育の第一歩は鼻呼吸

小さなころから鼻で呼吸をするという習慣を付けていくこと、そして、しっかりと呼吸ができる鼻の機能を獲得することは一生の宝となります。これが「息育」だと思います。

「息育」は、すぐにこの場から始められます。そう、口を閉じて鼻で呼吸をすることが「息育」の最初の一歩です。

私たちは、この地球上に産声を上げて生を受け、息を引き取ってこの世を去っていきます。それは長い宇宙誕生の歴史からすれば、ほんのわずかな時間だけと言えます。

　限られたその時間を少しでも充実したものにできるように、生《い》きる、活《い》きる、息《いき》ることを考えるきっかけとしてこの本がお役に立てば、こんなにうれしいことはありません。

　今から150年前に「口呼吸」という素晴しい言葉を残してくれたアメリカの画家、ジョージ・カトリンに敬意を表して、筆を擱《お》きます。

　最後に、私の好きなエミリー・ディキンソンの詩でお別れしましょう。

ひとつの心が砕けるのを止められるなら、
私の人生は無駄ではないだろう。
ひとつの命の苦痛を和らげ、
ひとつの傷《いた》みを鎮めることができるなら、
あるいは、気を失いそうな一羽の駒鳥《こまどり》を
巣に戻してあげられるなら、
私の人生は無駄ではないだろう。

あとがき

この本をお求めになったのは、どこの講演会場でしょうか。私の講演を聞かれたのは、初めてでしょうか、それともすでに何回か聞かれたことがあったのでしょうか。講演ではくわしく説明できない箇所や省略してしまうところもありますので、講演後にこの本を読まれてより深い理解の助けになればと思います。

文中のたっくんとひーちゃんは、我が家の子どもたちをモデルにしています。二人きょうだいで兄妹なので、たっくんとひーちゃんの関係とは反対です。本の中にはママさんが出てきませんが、実際には妻もいます。一人だけ。

本の中では子どもに鼻呼吸の大切さを伝える話を書きながら、実際に我が子に教えることの難しいこと難しいこと。常に「口をとじなさい」「ベロを上あごに付けなさい」と言っているのですが、気がつくと口が開いていたり、夜はうつぶせ寝だったり。ホント大変です。

また、我が家は二人ともほぼ完全母乳でしたが、育っていくうちに口呼吸傾向にありました。母乳で育つと口呼吸にならず、鼻呼吸になるというのはウソですね。

ことは母乳だけではありません。離乳食やその後の育て方も、大きく関わってきます。

食べること、息をすること、走ること、しゃべること…。

大人になった私たちの目からはできて当たり前だと思うことでも、子どもたちにはひとつひとつ、しかも繰り返し学習が必要なことが分かります（「あるがまま」や「なるようになる」では、だめなのです）。

これは野生動物でも同じでしょう。親のやることを真似て（学ぶの語源は、まねぶ→まねる、だそうです）覚えていくのです。

私が鼻呼吸の問題に取り組み始めて、すでに15年が経ちました。近ごろ「鼻呼吸」という言葉をよく聞くようになってきたのは、この問題に取り組んでこられた一人ひとりの方々のお陰と思っています。

家族みんなが正しい鼻呼吸生活で、いつまでも元気に過ごせますように。

２０１５年11月

今井　一彰

今井一彰（いまい　かずあき）
1970年、鹿児島県生まれ。1995年、山口大学医学部卒業。山口大学医学部救急医学講座に入局後、医学部在学中より興味を持っていた東洋医学も併せて修得する。さまざまな治療を駆使し、一貫して薬を使わずに体を治していく、薬を減らしていくといった独自の観点から治療を行っている。2006年に、みらいクリニック開業後、日本初の靴下外来を開設するなど、ユニークな取り組みを続けている。
著書に、『免疫を高めて病気を治す口の体操「あいうべ」』(マキノ出版、2008)、『口を閉じれば病気にならない』(共著、家の光協会、2012)、『鼻呼吸なら薬はいらない』(新潮社、2014)、『自律神経を整えて病気を治す！口の体操あいうべ』(マキノ出版、2015) など多数。
加圧トレーニング統括指導者、日本東洋医学会専門医、日本病巣疾患研究会副会長。

◇みらいクリニック
福岡市博多区博多駅東1-13-31　駅東サンシティビル6階
電話　092（415）2153（火～土曜日）
ホームページ　http://mirai-iryou.com

免疫力アップ！　呼吸にまつわる ふか～い話——息育のすすめ

2015年12月10日　初版第1刷発行©

定価はカバーに表示してあります

著　者　今井一彰
発行者　米本慎一
発行所　不知火書房

〒810-0024　福岡市中央区桜坂3-12-78
電　話　092-781-6962
ＦＡＸ　092-791-7161
郵便振替　01770-4-51797
制作　遠藤　薫（のぶ工房）
印刷・製本　モリモト印刷

ISBN978-4-88345-107-4　C0047